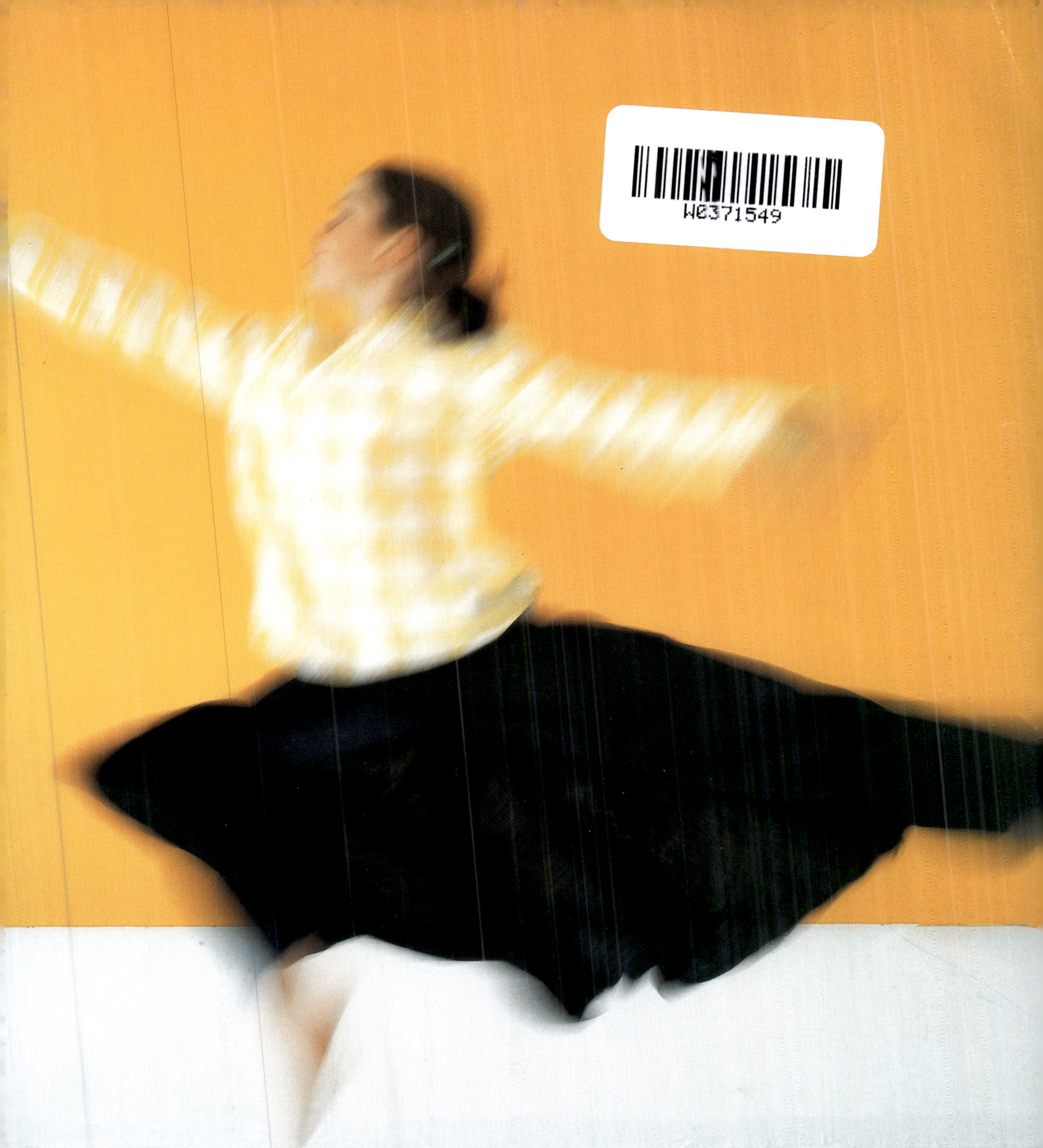

yoga
pour enfants

Titre original : *Yoga for kids*

ISBN : 2-7029-0469-6

Traduction française : Jean Brunet et Yves Feugeas

La promotion d'une bonne santé accorde toujours de l'importance au fait de consulter un médecin avant d'entamer un programme d'activité physique, notamment si on souffre d'une pathologie, ou si on est enceinte. Les lignes de conduite et précautions doivent être lues attentivement.

L'auteur et l'éditeur se sont efforcés de garantir l'exactitude et la mise à jour de toutes les informations données au moment de la publication. Ni l'un, ni l'autre ne sera tenu pour responsable de quelque accident, lésion ou dommage (notamment ultérieur ou indirect) lié à la mise en pratique des concepts, informations, manières de procéder ou conseils présentés dans cet ouvrage.

Directrice éditoriale : Judith More

Directrice artistique : Penny Stock

Rédactrice artistique : Barbara Zuñiga

Assistante éditoriale : Zia Mattocks

Conception : DW Design

Documentaliste : Lisa Dyer

Photographies : Clare Park

Graphisme : Clare Park

Contrôle de fabrication : Janette Burgin

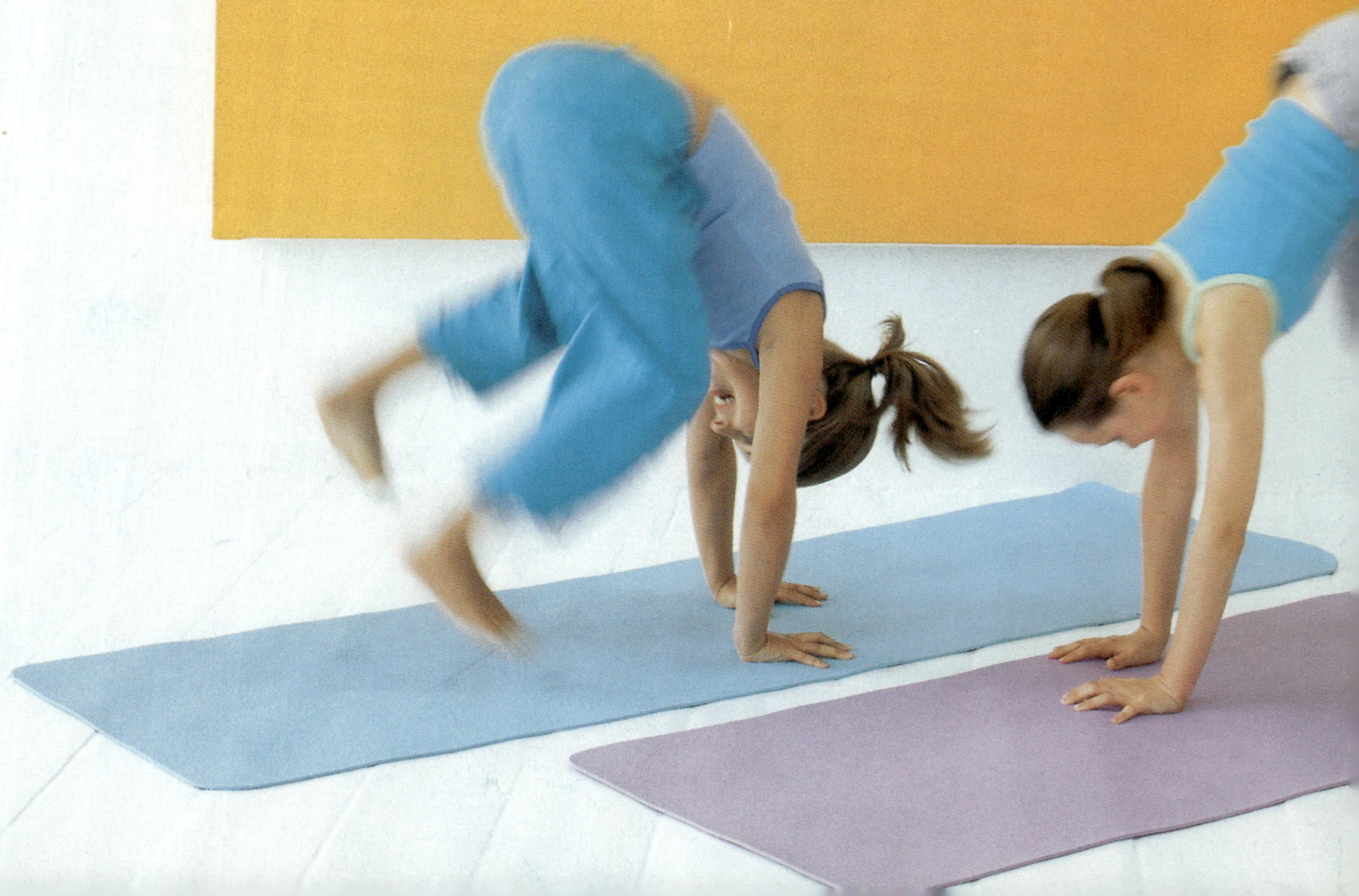

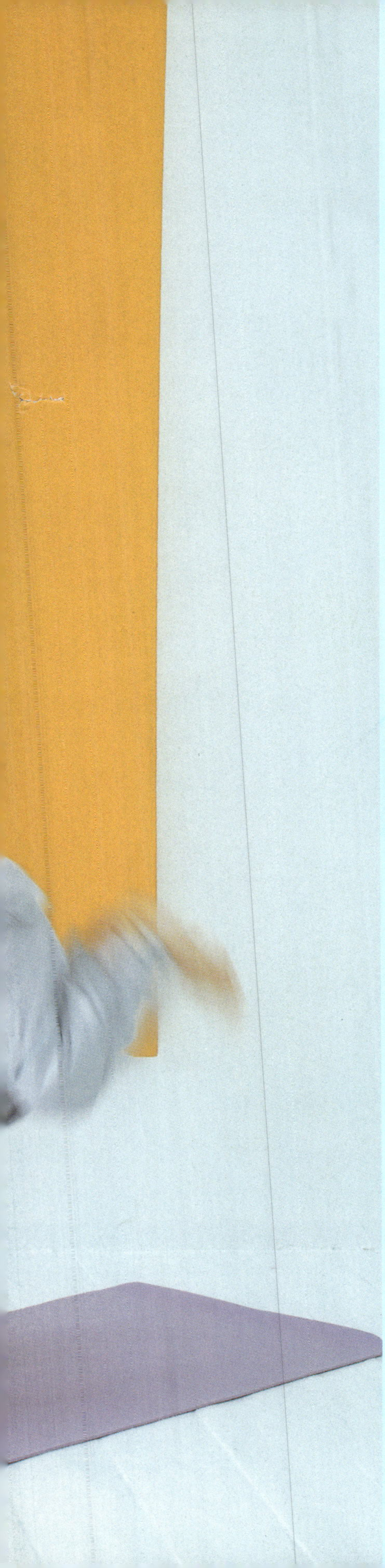

Liz Lark

yoga

pour enfants

Photographies de

Clare Park

Le Courrier du Livre
21, rue de Seine – 75006 Paris

sommaire

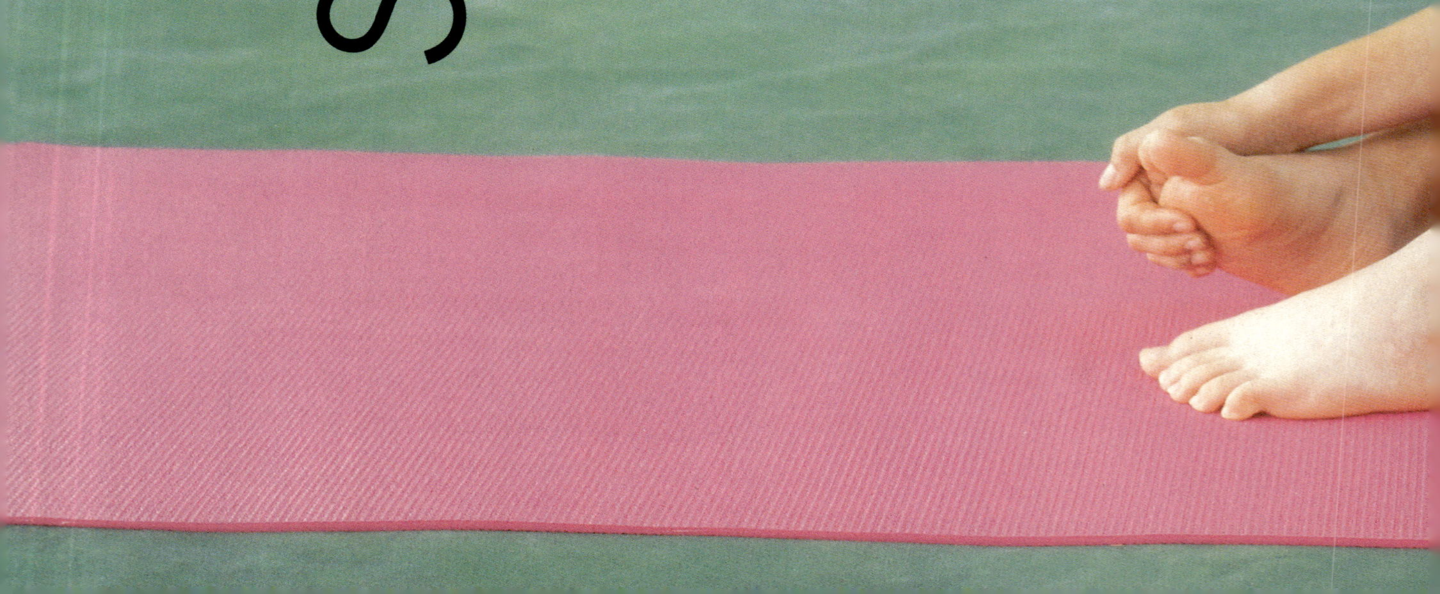

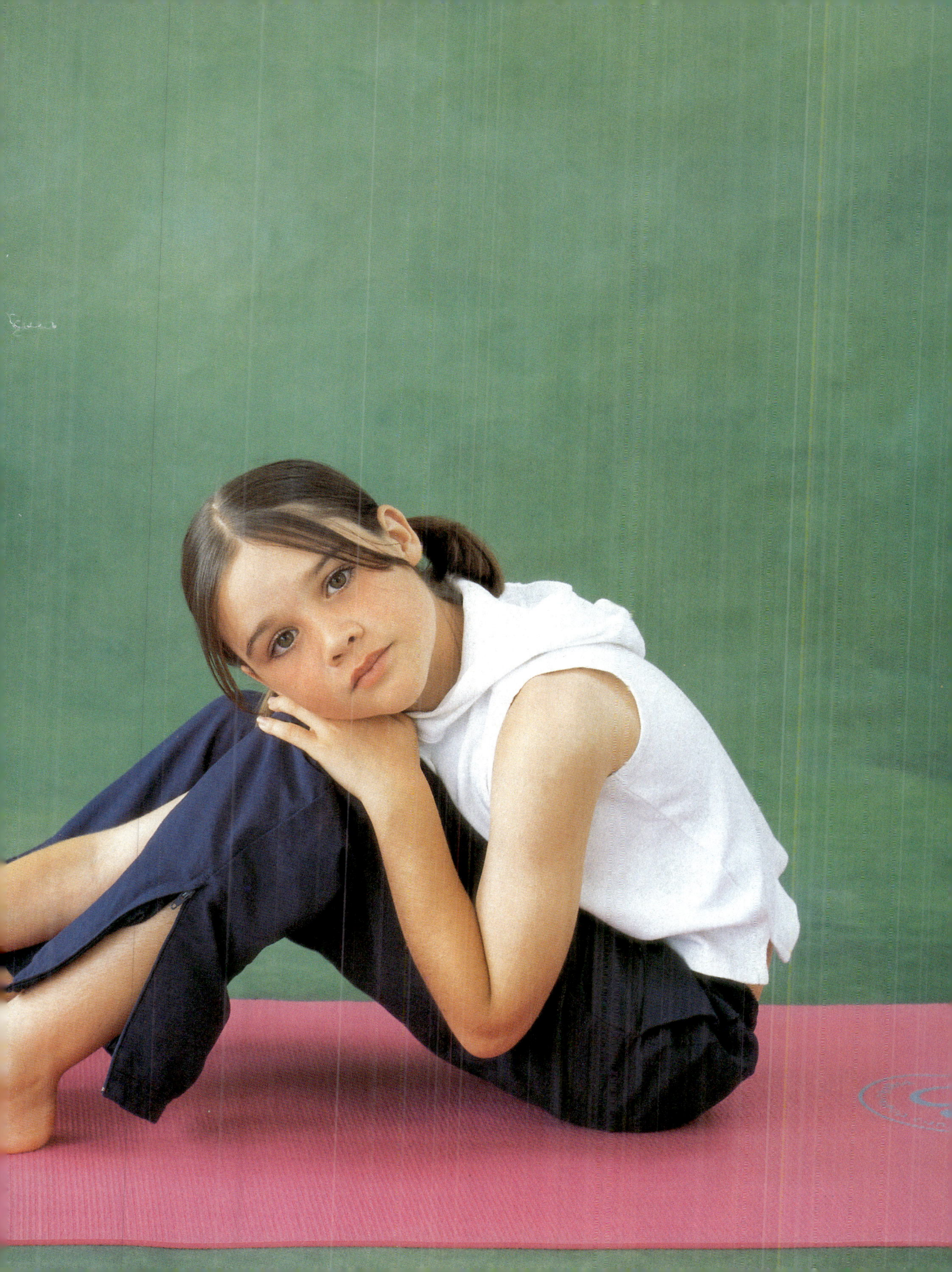

Deux souvenirs d'enfants, rapportés d'Inde resteront à jamais gravés dans ma mémoire. Le premier remonte à 1984, alors que je profitais d'une année sabbatique pour travailler au sein d'une classe d'été, à Murree, dans les contreforts de l'Himalaya : deux petites pakistanaises, Fatima et Raazia, me souriaient délicieusement pendant une pause, m'appelant "Mademoiselle Liz !", un quignon de pain dans une main et du lait de bufflonne chaud dans l'autre. En allant les voir le soir, je les trouvais en train de sauter infatigablement, comme des grenouilles, sur leurs *razais*, tissés très serrés, sorte de couettes en laine de mouton de montagne. C'est à ces deux visages de l'Himalaya que je dédie ce livre, où qu'ils se trouvent aujourd'hui, ainsi qu'à Ben et Philippa, mes neveu et nièce.

Voici le second : il se situe à Kodaikanal, dans le cadre d'une autre classe d'été, au Tamil Nâdu, État de l'Inde méridionale, alors que j'étais assise au bord d'un lac parsemé d'éclatants nénuphars blancs. Un groupe d'enfants montés sur de hautes échasses coupées dans des branches, et faisant le double de leur taille, s'était dirigé vers moi en bondissant joyeusement. Ils pénétrèrent dans l'eau à grand renfort de "plouf !", riant de bon cœur et m'observant de temps à autre à la dérobée. Au bout de quelques minutes ponctuées de petits signes malicieux et entendus de la tête, ils s'approchèrent, marchant dans l'eau, parmi les nénuphars. Puis ils sortirent l'un après l'autre du lac, traînant derrière eux des guirlandes de fleurs tressées et ruisselantes, qu'ils me passèrent autour du cou. En spectatrice silencieuse, émue et abasourdie par cette parure humide, je me délectais de leurs sourires et de leurs yeux écarquillés. Ils s'éloignèrent sur leurs échasses, heureux de s'être abandonnés aux joies simples des jeux aquatiques dispensés par la nature.

Dans son livre intitulé *Le Secret des enfants heureux*, Steve Biddulph rapporte le constat d'un médecin suisse ayant comparé deux orphelinats européens, après la Seconde Guerre mondiale. L'un était situé à la campagne, abondamment pourvu en nourriture, et bénéficiait de nombreux soins infirmiers, mais les enfants étaient privés d'affection, de contact physique et de stimulation psychomotrice ; l'autre, dans un village de montagne reculé, dont le personnel était recruté parmi les habitants et où les enfants, au milieu d'autres garçons et filles, de chiens et de chèvres, jouissaient d'une alimentation frugale, mais équilibrée, ainsi que d'un environnement affectueux et d'attentions, d'où un meilleur épanouissement général chez eux que pour les premiers. Conclusion : pour qu'un enfant se développe harmonieusement, il a besoin d'être bercé, câliné, entouré de sourires et d'un environnement vivement coloré.

Les enfants du XXIe siècle doivent grandir dans un monde fébrile, confrontés non seulement au stress de parents affairés et à la vie du foyer, mais aussi aux poussées hormonales, ainsi qu'à l'omniprésence médiatique et publicitaire. Quant à la scolarité, elle est marquée par la compétition, il n'est donc pas surprenant qu'ils soient stressés, tout comme les adultes. Or, le yoga les dote, comme leurs parents, d'outils leur permettant de surmonter tensions, sautes d'humeur et anxiété, tout en leur ménageant des pauses pour cultiver introspection, confiance en soi et paix intérieure sur la "mer démontée du chaos" (que les yogis appellent *samsâra*). Fille de pasteur vivant la quête intense des points de rencontre entre les êtres se réclamant de toutes cultures et religions, je pense que le yoga offre un langage universel permettant à l'individu d'approfondir sa spiritualité, de gagner en sagesse ou d'aiguiser sa perception du sens de la vie. Il nous aide essentiellement à retrouver notre âme d'enfant, indemne de tout conditionnement psychologique, qui garde ouverte la porte du jardin d'Éden.

"Alors que j'étais enfant, les montagnes étaient les montagnes, le fleuve était le fleuve, le ciel était le ciel. Ensuite, je me suis égaré ; les montagnes n'ont plus été les montagnes, le fleuve n'a plus été le fleuve, et le ciel n'a plus été le ciel. J'ai alors accédé au *satori* (illumination) ; les montagnes furent de nouveau les montagnes, le fleuve fut de nouveau le fleuve, et le ciel fut de nouveau le ciel."

DICTON ZEN TRADITIONNEL

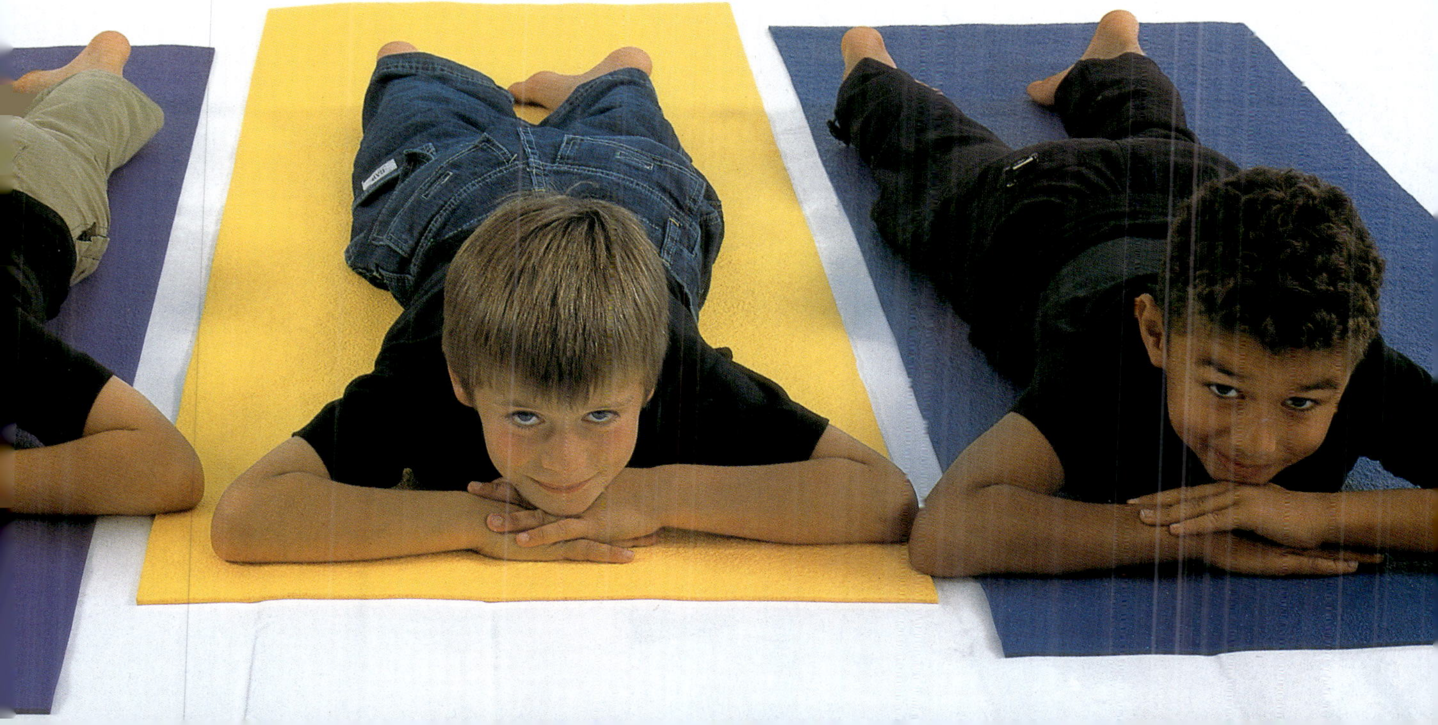

"C'EST UN JARDIN D'HERBES FOLLES
MONTÉES EN GRAINES, QUE D'AFFREUSES
CHOSES ENVAHISSENT ET COUVRENT.
EN ÊTRE LÀ ! ET SEULEMENT..."

HAMLET

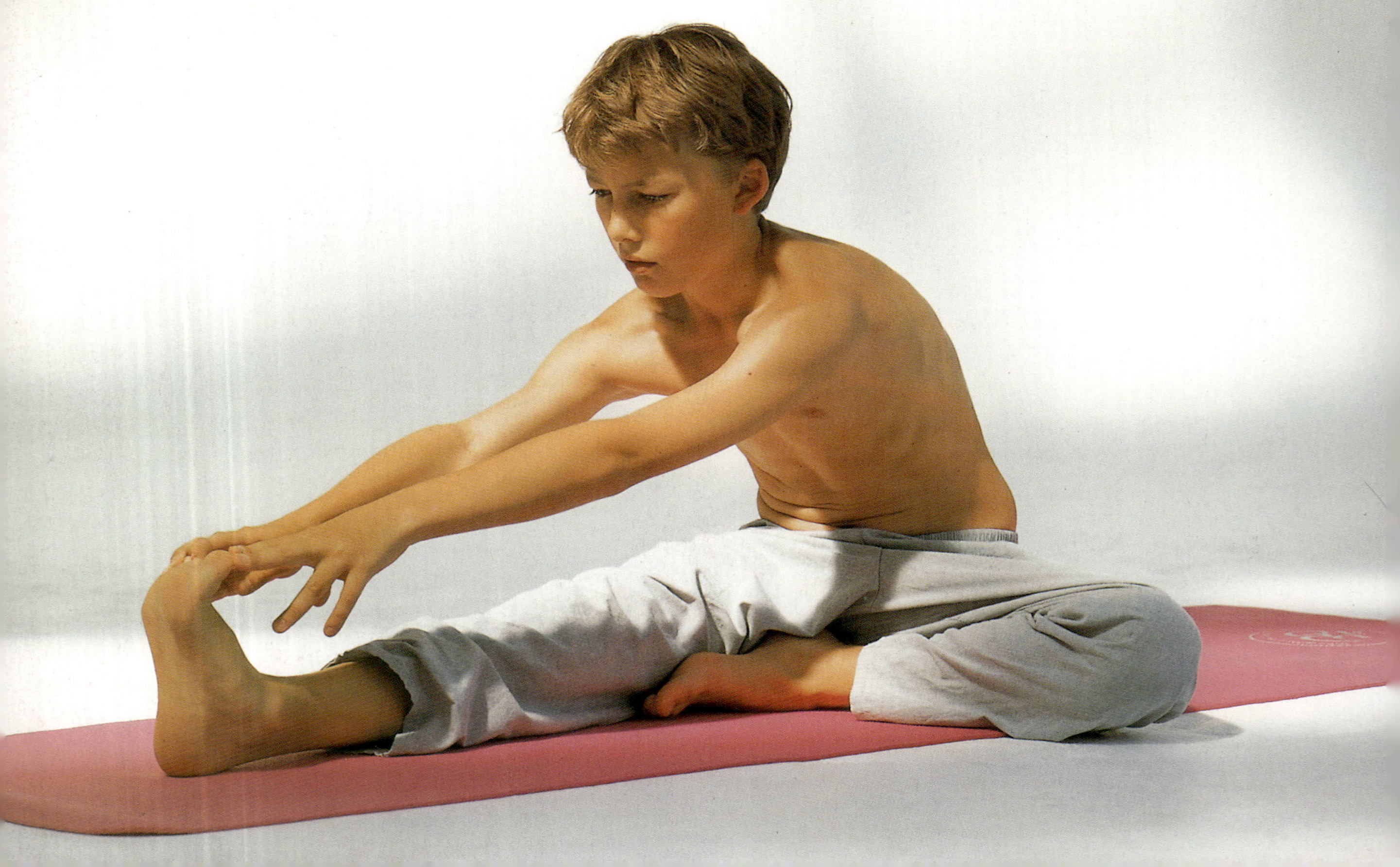

LE YOGA ET VOTRE ENFANT

Les enfants sont comme une toile sur laquelle peinture et couleurs adhèrent aisément ; ils s'inspirent et apprennent des influences qu'ils subissent tout en les copiant, assimilant les connaissances transmises par leurs parents, professeurs, amis et environnement. Les adultes gagneraient à les observer davantage, car ce sont d'étonnants vecteurs d'énergie et d'optimisme. Quant au yoga, il est le catalyseur idéal de leur compréhension réciproque et d'une évolution familiale harmonieuse.

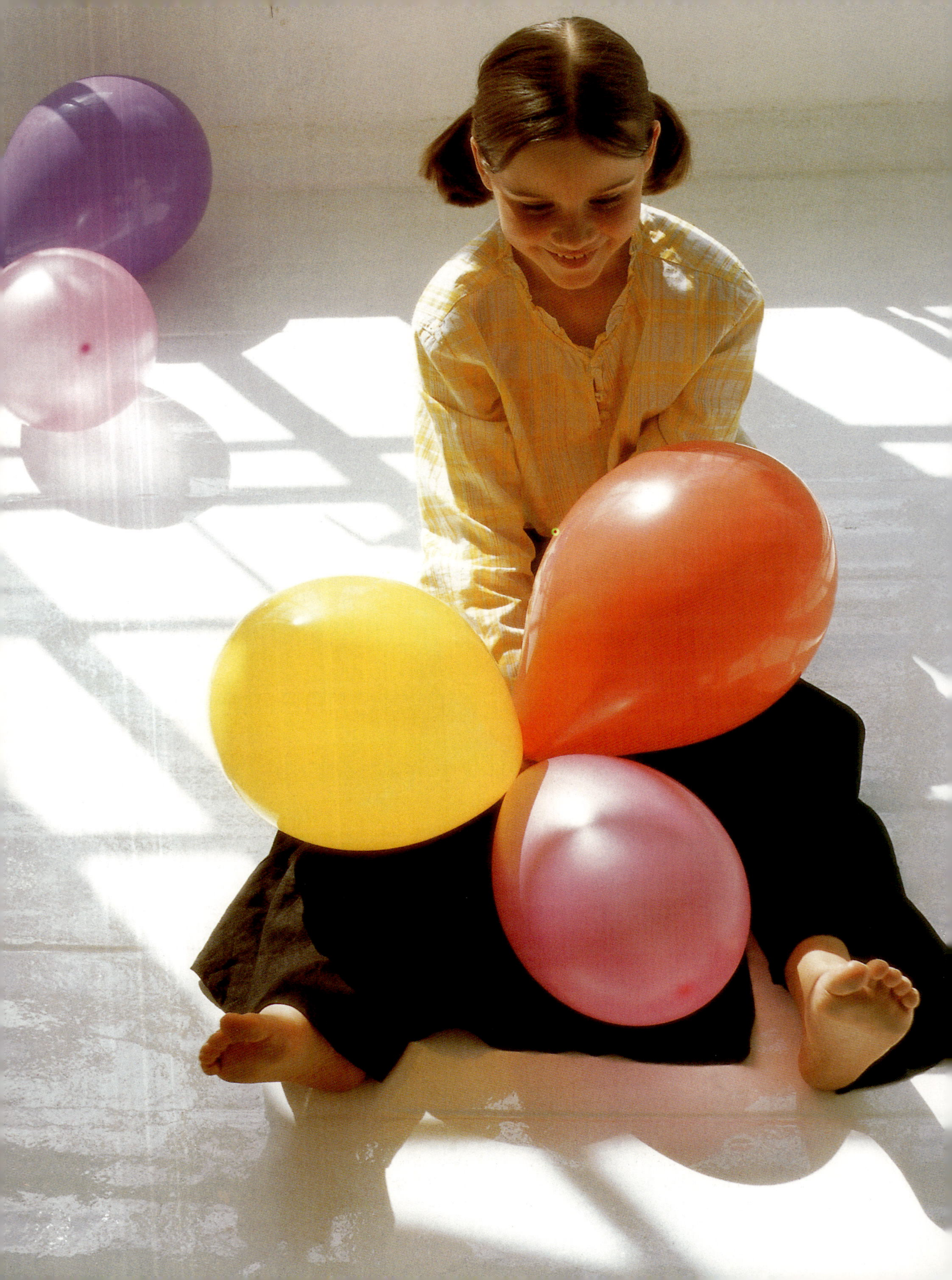

"Par la nourriture qu'elle lui apporte,
la terre retient l'arbre prisonnier ;
par la lumière dont il le baigne,
le ciel, sans cesse, le libère."

RABINDRANATH TAGORE, POÈTE BENGALI

L'ENFANT DANS SA TOTALITÉ

Il est utile de comparer nos corps et esprit à un jardin, et les stimuli qu'ils perçoivent aux graines qui y sont semées, car ils façonnent notre comportement et notre vision du monde. Chaque fois que nous recevons des messages optimistes nous donnant de l'assurance, nous progressons ; mais s'ils sont nuisibles et incitent à la négativité, nous régressons. Comme les plantes, nous avons besoin d'un sol riche et favorable, exempt de tout danger ou poison. Or, le yoga nous aide à nous affirmer en nous dotant des outils nous permettant d'éliminer les mauvaises graines (en fait, les attitudes corporelles et mentales pouvant aboutir aux structurations comportementales que Jung appelaient "complexes") de notre jardin pour apprendre à cultiver les bonnes par la pratique d'étirements, d'exercices respiratoires, et l'éducation à la pensée positive, sans oublier une nutrition et un repos sains.

La méthode de yoga mise au point par Swami Sivananda, médecin et penseur en quête spirituelle né en 1887, est fondée sur cinq grands principes que nous pouvons appliquer pour prendre la responsabilité de notre jardin et l'entretenir convenablement, conscients de ce que, durant toute notre vie, nous sommes condamnés à rester des "œuvres inachevées", et qui sont : pratique d'exercices appropriés (postures, ou *asanas*), adoption d'une respiration correcte (*pranayama*), technique de relaxation adéquate (*savasana* associée au repos physique, mental et spirituel), régime alimentaire sain (nourriture – si possible biologique – fraîche, de couleur vive et sans colorants), et couplage de la pensée positive à la méditation (permettant l'accession de la conscience à ce qui "est").

Dans un livre intitulé *Enseigner le yoga aux enfants*, Swami Satyananda explique brièvement combien, tel le métal, les enfants sont malléables et aisément conditionnés. Un enseignant conscient de sa responsabilité doit donc dispenser des connaissances propres à l'édification d'un corps et d'un esprit sains dans une perspective optimiste, ce à quoi contribue le yoga, qui est à la fois un art accompli du bien-vivre et une méthode pédagogique interdisciplinaire conjuguant nos diverses formes d'intelligence. Ainsi séduit-il la plupart des enfants et les enrichit-il sans exclusive, engendrant des individus créatifs, sensibles, perspicaces, pleins de discernement, brillants et heureux. L'enfant peut être appréhendé dans sa totalité en lui racontant des histoires, par l'imagerie colorée, la visualisation, la musique, le langage, l'élocution, l'expression corporelle et l'art dramatique (notamment en lui faisant mimer les animaux et la nature). La pratique du yoga véhicule des valeurs fondatrices majeures en rapport avec l'écologie, l'anatomie, la nutrition, l'interdépendance des éléments de la création, la perception du caractère sacré de la vie, l'amour propre et celui d'autrui. Le respect de ces valeurs donne confiance en soi, estime de soi et liberté d'expression, qualités nécessaires à l'équilibre psychique et relationnel.

Le yoga apporte une aide inestimable aux enfants d'âge préscolaire car il leur donne l'occasion d'acquérir un corps sain et souple tout en stimulant leur créativité et leur évolution intellectuelle. En effet, chez eux, vies physique et psychique ne peuvent être séparées ; elles doivent être considérées comme un tout alors que leur être se construit.

Un cerveau équilibré

Comme le corps ou un instrument de musique, le cerveau doit être accordé pour que l'enfant soit concentré, équilibré, avide de savoir et ne se laisse pas distraire (*eka-grata*). L'hémisphère cérébral droit, associé à l'intuition, l'orientation spatiale, la pensée non déductive (NdT : celle qui permet de résoudre les problèmes indirectement ou par le recours à des méthodes apparemment irrationnelles), commande le côté gauche du corps. L'hémisphère gauche, en rapport avec la logique analytique, et donc le traitement sérié des informations, commande le côté droit du corps. Les deux moitiés du cerveau ont la même valeur : les matières artistiques comme la musique, la peinture et la danse doivent être enseignées conjointement aux mathématiques et aux sciences afin d'unir intellect et instinct. Ce "mariage" permet la relaxation *et* la concentration simultanée.

Pour équilibrer hémisphères droit et gauche du cerveau, on pratique les techniques de relaxation offertes par le *yoga nidra* et le tratak, exposés pages 102-103 et 106. La respiration décomposée (*pranayama*) et le yoga "hypnotique" (*yoga nidra*) reposent le cerveau, tandis que les méthodes d'écoute (silence intérieur, *antar mouna*) aident l'imagination à se développer librement. Le cerveau étant un organe exigeant plus d'oxygène que n'importe quelle autre partie du corps, les postures tête en bas y pourvoient.

Pour "apprendre", le corps doit être complètement détendu ; le souffle, libéré ; la sphère émotionnelle, équilibrée ; et la pensée, concentrée. En général, on assimile mieux dans un climat détendu et serein propice à "l'attention sans tension" que dans une atmosphère où règne la contrainte.

"Que les méthodes pédagogiques modernes n'aient pas encore totalement étouffé la divine curiosité qui motive la recherche (de l'enfant) tient du miracle, car ce dont la fragile plantule a le plus besoin, hormis l'incitation initiale, c'est la liberté, sans laquelle elle meurt à coup sûr.

ALBERT EINSTEIN

JEU GUIDÉ, CRÉATIVITÉ ET COMMUNICATION

Chez les enfants d'âge préscolaire, l'imagination est fertile, aussi, le jeu, notamment guidé, est une manière de focaliser leur attention et de leur proposer une activité à thème sans les commander. Cela leur permet de s'investir et d'apprendre par le biais de tous leurs sens, ce qui contribue à cultiver chez eux ce qu'Einstein appelait la "divine curiosité". Les exercices répétés introduisent la discipline et stimulent leur créativité, favorisant ainsi une attitude d'ouverture à l'égard de la recherche active d'informations.

Les exercices collectifs et de développement sensoriel présentés pages 104-123 stimulent efficacement la joie de vivre et l'imagination naturelles des enfants. Les suggestions faites au verso de cette page rendront votre séance de yoga plus attrayante et plus enrichissante.

- Musique : incitez-les à chanter, danser ou jouer d'un instrument. L'un d'eux peut battre du tambour ou utiliser un instrument à percussion pendant que les autres passent d'une posture à une autre.
- Poésie : déclamez ou chantez des vers, des poèmes ou des airs simples – ceux que vous connaissez, ou d'autres, de votre cru. Psalmodiez un mantra dédié à l'optimisme,

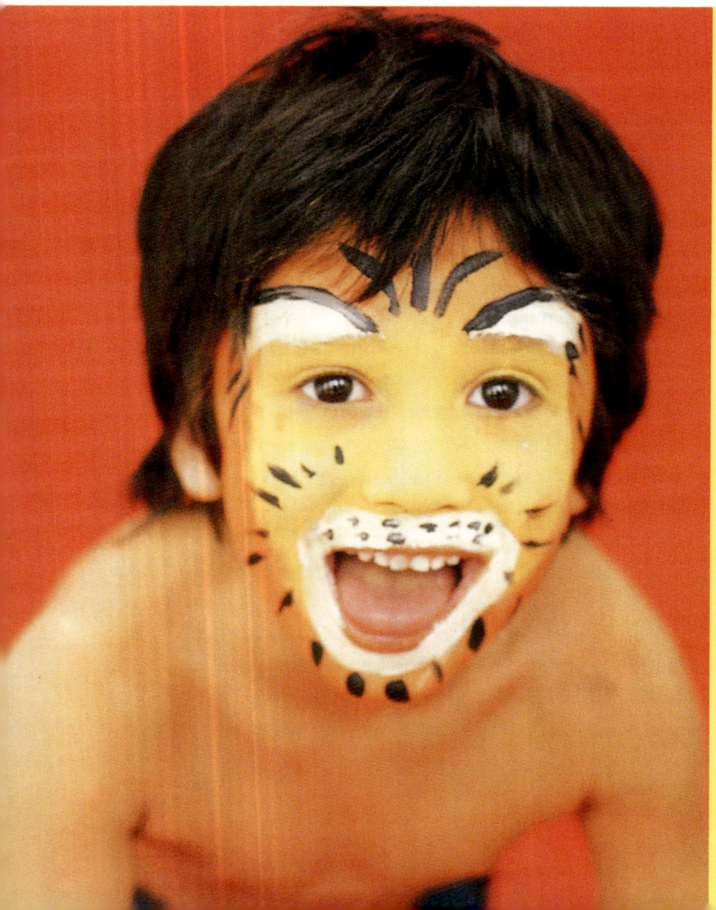

Maquillage

Peins-toi le visage pour te couler dans le rôle comme dans un vêtement. Voici comment, par exemple, adopter la mimique du lion (voir pages 56-57) : maquille-toi d'abord le pourtour du visage en orange, et le centre en jaune. Après avoir appliqué du blanc autour de ta bouche et au-dessus de tes sourcils, dessine des traits noirs comme le montre la photo. En quelques minutes, tu te sentiras aussi courageux qu'un lion.

En reproduisant la tête d'un animal vu de face, limite ta palette à trois ou quatre couleurs. Si tu le désires, dessine-la d'abord sur un papier et en couleurs. Suis toujours les indications fournies par le fabricant.

répétez une expression chargée d'espoir, ou proposez une pensée à méditer quand on a besoin d'appui.

- Nature : le fait de l'explorer et de s'y plonger – toucher la terre, patauger dans la boue, ou marcher sous la pluie – est précieux pour les enfants et les adultes. Les citadins ont un besoin particulier de ce contact. D'un bout à l'autre de ce livre, nous décrivons et imitons la flore et la faune, de même que nous en étudions les caractères. Rappelez-vous aussi que le yoga se pratique n'importe où, notamment au grand air en un lieu calme, près d'un arbre, ce qui constitue un vécu exaltant. Les postures animalesques du chapitre 3 ont été groupées par types d'environnement – céleste, aquatique, sauvage et terrestre – de même qu'elles peuvent être dessinées ou prises.
- Amusement/Rire : il est primordial que l'enfant apprenne avec plaisir et ait un but, de même qu'il est impératif que la séance soit ponctuée de rires.
- Espoir : la pratique, l'enseignement et les conseils donnés cultivent toujours l'optimisme. L'enthousiasme est une précieuse denrée, mais on ne l'achète pas – les enfants le possède d'instinct. Ne les forcez à aucun prix.

La communication est indispensable à l'hygiène mentale et corporelle, aussi prenez le temps de parler et d'échanger vos impressions. Chris Wade, directrice d'école primaire, commente ainsi la valeur de l'écoute active : "Les enfants sont doués de sagesse. Certes, ils n'ont pas la connaissance... Mais écoutez-les... Que disent-ils ? Échangez vos impressions avec eux (voir Respirer en cercle). Que ressentent-ils ? Dotez-les du langage leur permettant de s'adresser à vous. Posez-leur des questions. Parlez-leur simplement pour qu'ils vous comprennent". Elle poursuit : "Souvent, quand un enfant s'ennuie, il dit "j'ai mal au ventre", alors que cela signifie "je suis triste". Il faut aider les enfants à exprimer ce qu'ils éprouvent, à nommer leurs états émotionnels afin qu'ils les reconnaissent et les acceptent, sinon ils les expriment par leur comportement. L'écoute active de l'adulte a une valeur inestimable, car elle communique l'indicible du ressenti, si bien que les enfants comprennent et acquièrent d'instinct le langage leur permettant d'exprimer leurs sentiments". On explore ce domaine en leur demandant comment ils perçoivent les postures et les exercices de développement sensoriel, mais aussi quels progrès ils ont conscience d'accomplir en les prenant et en s'y livrant.

Pour un adulte, la meilleure manière d'enseigner à un enfant consiste à donner lui-même l'exemple ; ce dernier l'observe, remarque s'il est à ce qu'il fait, gagne en discipline, richesse intérieure, liberté et concentration à la faveur de la pratique.

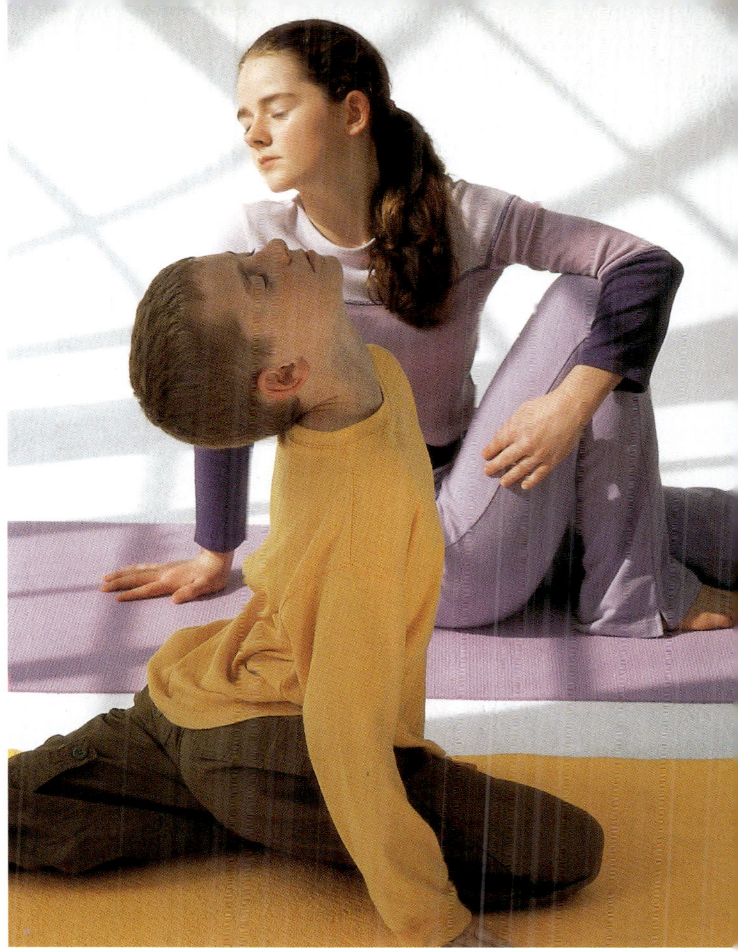

L'INFLUENCE POSITIVE DU YOGA SUR LES ENFANTS

Le yoga, modérateur des réactions émotionnelles, évacue l'anxiété par les étirements et la respiration, de même qu'il améliore la concentration et le rendement physiologique. Outre une plus grande confiance en eux, les enfants dorment et se reposent mieux grâce à la relaxation. Le fait d'apprendre la respiration consciente les aide à maîtriser leur colère (ce qui leur permet de remédier à la négativité et à l'excès d'énergie induits) et les timides acquièrent plus d'assurance tout en sachant s'accepter. Le yoga renforce les os, confère une bonne statique posturale et assouplit les muscles tout en les tonifiant par le massage dû aux nombreuses postures, dont certaines développent l'équilibre physique, l'élégance du maintien et la concentration. D'autres éveillent la créativité et harmonisent subtilement le psychisme. Celles désignées par des animaux ou par la géométrie qu'elles font adopter au corps stimulent l'imagination et le jeu, mais donnent également aux enfants force musculaire, "forme" et rigueur. Leur poids est contrôlé. Bref, ils sont abordés dans leur totalité, corps, âme et sphère émotionnelle.

Par ailleurs, le yoga libère du dogmatisme religieux. Il est compatible avec toutes les philosophies et pratiques religieuses, qu'il permet d'approfondir, bien qu'il plonge ses racines dans l'antique culture indienne. Aujourd'hui plus que jamais, nous devons aider l'humanité à se débarrasser du racisme ; or, ne prononçant aucune exclusive, il ouvre l'esprit

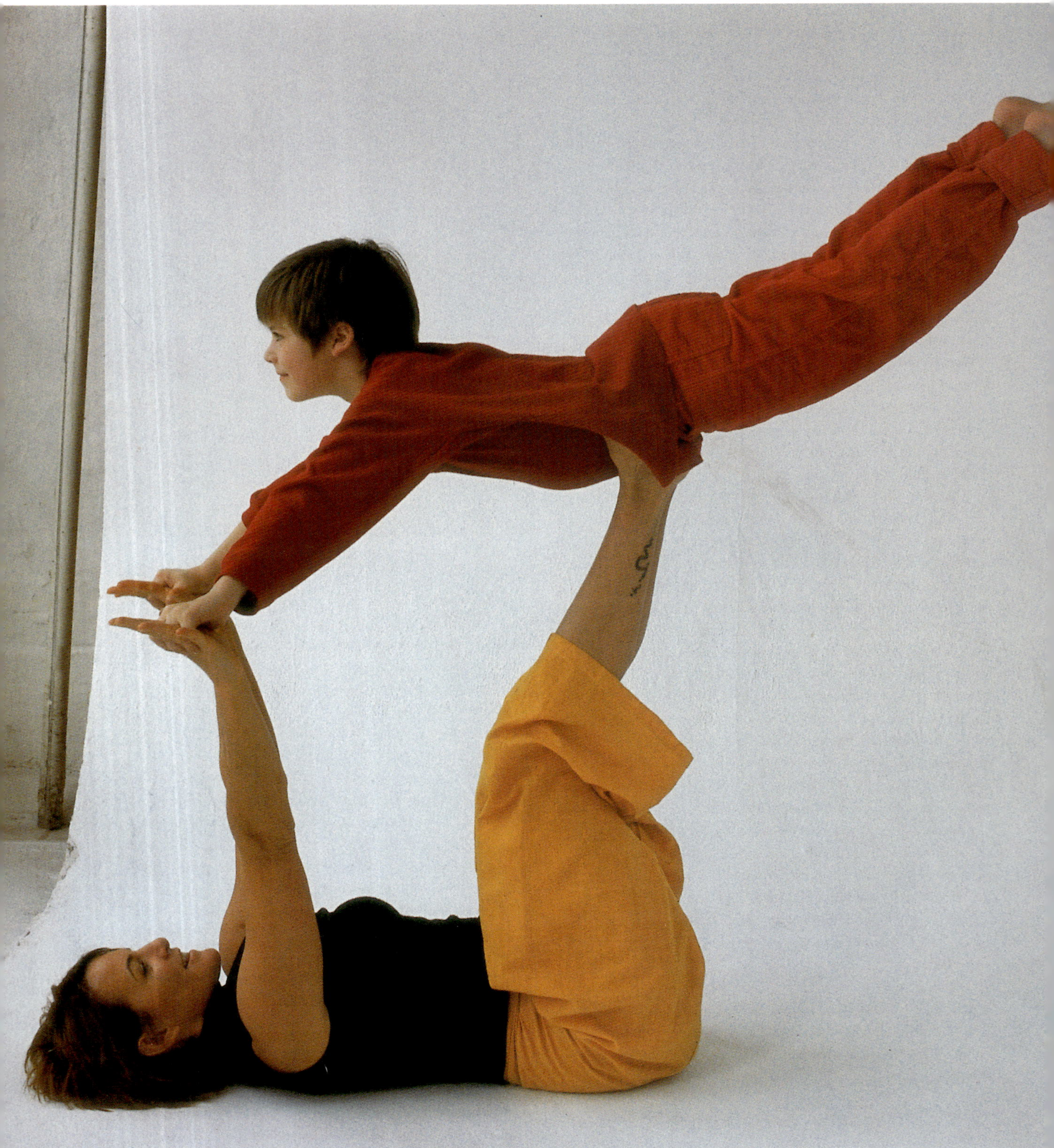

et le cœur de l'être humain pour qu'il intègre les différences entre les peuples. Enfin, ignorance ne veut pas toujours dire "ne pas savoir" ; elle peut signifier aussi "connaissance erronée", ce qui est dangereux. Il nous enseigne l'accueil d'autrui sur les plans spirituel et affectif, de même que la non-violence, *ahimsa* en sanskrit.

Dans *Enseigner le yoga aux enfants*, Swami Satyananda dresse la liste de ses nombreux bienfaits immédiats :

- Équilibre sur tous les plans. Qualité indispensable pour la pratique des sports, il est entretenu et developpé par les postures, qui garantissent une bonne statique corporelle.
- Coordination psychomotrice et rythme. Le passage d'une posture à l'autre les développe chez l'enfant.
- Concentration, application et rigueur. Elles améliorent les facultés cognitives, éduquent à "l'attention sans tension", et aboutissent à un esprit vif, curieux et ouvert.
- Un corps sain et tonique. La pratique du yoga confère une bonne statique vertébrale, muscle, renforce les os et améliore la fonction respiratoire en augmentant la capacité pulmonaire.
- Souplesse et endurance.
- Bonne santé organique.
- Confiance en soi.
- Créativité et inspiration. Ces facultés sont stimulées par la visualisation, le parcours guidé et le fait de raconter des histoires. L'occasion de s'exprimer conduit à l'affirmation de soi qui développe l'amour-propre.
- Courage.
- Bonne hygiène mentale, optimisme, bien-être, conscience du fait que, dans la création, "tout se tient", respect de la vie et aptitude à cultiver la non-violence en agissant sur l'énergétique émotionnelle.
- Accroissement de l'activité psychique. Il s'obtient par l'investissement du corps et de l'esprit dans l'action.
- Dynamisme et joie de vivre. Ces caractéristiques sont directement liées à la structure de la colonne vertébrale, qui se comporte comme une ligne électrique alimentant le cerveau en électricité.
- Intelligence émotionnelle, affective et créatrice. L'étude de l'expression et la pratique collective du yoga développent l'aptitude à communiquer et le respect des opinions d'autrui.
- Pondération et équilibre émotionnel.

LES GUNAS

Trois types de caractère et d'énergétique, appelés *gunas*, qui varient constamment, indiquent la forme de yoga convenant le mieux à un enfant. Observez-le pour établir quelle dominante – *tamas* (inertie), *rajas* (dynamisme) ou *sattva* (illumination) – il présente afin d'adapter les postures en conséquence.

Tamas : léthargie et lenteur

Dans ce cas, l'enfant, qui est indolent, peu attentif et très rêveur, a besoin d'être stimulé. Faites-lui pratiquer un yoga dynamique, comme le *suryanamaskar* (Salut au soleil), afin de lui apporter un surplus d'énergie, et mobilisez-le davantage à la faveur de jeux excitant son imagination et entretenant son intérêt.

Rajas : dynamisme et fougue

Ici, l'enfant est facilement distrait et hyperactif au point de ne pas tenir en place, ce qui indique un yoga favorable à la relaxation et au calme, aussi faites-lui pratiquer le *yoga nidra* (qualifié d'"hypnotique"). Toutefois, il vous faudra l'épuiser auparavant en l'incitant à se livrer à des exercices lui permettant de dépenser son énergie !

Sattva : équilibre, précocité et vigueur

Si c'est le cas de votre enfant, il fait preuve d'une attention soutenue, mais sans effort particulier, et profitera au maximum d'exercices visant à l'équilibrer. Un programme intégré bien dosé d'*asanas*, comprenant des postures favorisant l'éveil sensoriel et la relaxation, l'aidera à maintenir ce précieux équilibre.

Avant chaque séance, essayez d'établir votre *guna* dominante du moment et celle de votre enfant. Afin d'agir en harmonie avec votre énergétique corporelle naturelle, le manuel de l'école dirigée par Satyananda recommande de se livrer à des exercices exigeant une forte dépense physique le lundi matin à 8 h 30, lorsque l'énergie est du type *rajas*, et d'autres, apaisants et relaxants le vendredi après-midi à 16 h, alors que l'énergie est de type *tamas* ; il insiste aussi sur la perception de l'ambiance afin que la séance se déroule au mieux.

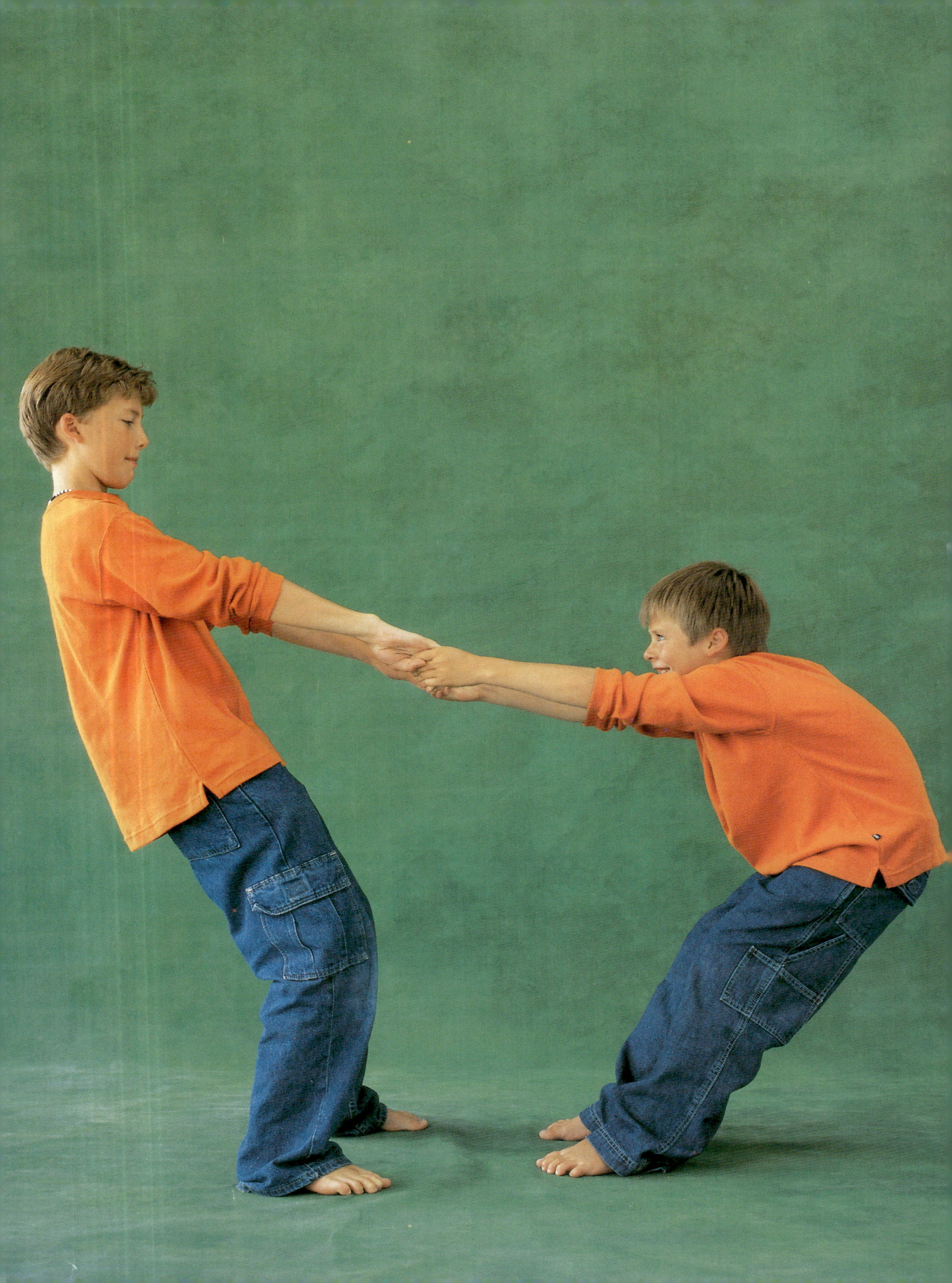

QUAND LES ENFANTS DOIVENT-ILS DÉBUTER LE YOGA ?

Aussi tôt que possible est l'idéal, et cela par le jeu guidé ou l'imitation des adultes, bien que les techniques de respiration décomposée ne doivent pas être inculquées aux moins de 8 ans. Chez ces derniers, intégrez aux jeux et au yoga pratiqué à deux des postures et des exercices respiratoires, en veillant à les répartir judicieusement dans la journée, afin de contribuer à l'harmonisation de leur énergétique (voir les *gunas*, page 15). Une liste d'exercices adaptés exclusivement aux enfants de plus de 8 ans – parce qu'ils exigent un développement général plus avancé – figure en page 18.

8 ans, l'âge des grands bouleversements physiologiques

Entre 7 et 12 ans, les enfants évoluent rapidement sur les plans physique et psychologique. À 8 ans – âge magique – les poumons et le système immunitaire sont parfaitement fonctionnels, de même que l'aptitude à se concentrer s'améliore considérablement. Les psychologues ont constaté que cet âge marque l'aube du raisonnement théorique, de la compréhension des concepts, de la morale et de l'opinion d'autrui. En Inde, une cérémonie traditionnelle hindoue marque cette phase d'initiation qui coïncide avec l'émergence de tensions liées à l'accélération de la croissance, les enfants sont préparés à la puberté par des "Saluts au soleil", des techniques respiratoires (*nadi shodana* et *pranayama*) et le *gayatri*, qui est un mantra ou, plutôt, une psalmodie chère aux Hindous, mais que les sujets issus d'autres cultures et traditions découvrent souvent à la faveur des rêves en raison de sa signification universelle. Chez nous, à partir de la puberté, on peut leur proposer les principales *asanas* et le *pranayama* de base. Bien que la méditation soit prématurée avant 21 ans, il peut déjà pratiquer la psalmodie et la visualisation (voir page 100).

Quand, vers 8 ans, l'évolution physiologique, psychologique et émotionnelle s'accélère, certains blocages hormonaux peuvent apparaître et nuire au comportement de l'adolescent. Le yoga – notamment la relaxation qu'il induit – permet d'équilibrer le système endocrinien grâce à un massage subtil, particulièrement salutaire lorsque la croissance est rapide, que les hormones s'affolent et que l'humeur s'en ressent !

Le système endocrinien comprend, entre autres glandes, l'épiphyse, l'hypophyse et les surrénales. Les yogis mettent l'accent sur un processus majeur qui débute vers 8 ans, au cours duquel l'épiphyse – véritable chef d'orchestre de toute la sphère hormonale – passe le relais à l'hypophyse, qui libère alors les hormones de la reproduction et déclenche une brusque accélération de l'évolution émotionnelle et psychique. Mais c'est souvent regrettable, car l'épiphyse est en rapport étroit avec le "troisième œil", siège de l'intuition, qui développe les facultés métapsychiques, la spiritualité et la maîtrise émotionnelle. Commandant l'élargissement du champ de conscience, elle ne concerne pas la sexualité. Elle est l'"œil de l'âme", le centre de contrôle cérébral associé à *ajna* qui, dans la terminologie du yoga, signifie "surveiller, commander, réguler".

On peut dire que jusqu'à cet âge, l'enfant a séjourné au Jardin d'Éden, dans l'équilibre et le discernement. Hélas, l'épiphyse est considérée par les scientifiques comme une glande-vestige vouée à disparaître à tout jamais ! Or, par son heureux intermédiaire, le yoga offre la formidable perspective d'enrichissement consistant à préserver le caractère fonctionnel du "troisième œil", et prolongerait son activité débouchant sur un comportement moins agressif et permettant un passage harmonieux du Jardin d'Éden à la puberté et à la conscience sexuelle.

Les hormones étant en rapport direct avec l'émotivité, des glandes surrénales hyperactives (sécrétant trop d'adrénaline) rendent l'enfant craintif et hypersensible, ce qui peut lui faire perdre sa maîtrise de soi, le rendre coléreux et, finalement, violent, voire même lui faire développer des tendances criminelles. À ce propos, le yoga du karma (qui vise à l'acquisition du sens du devoir et du travail) tel qu'il est pratiqué dans l'ashram (communauté spirituelle) traditionnel, canalise utilement la colère. Dans le même esprit, voici une anecdote intéressante : à l'occasion d'une retraite – *vipassana* – dans un temple bouddhiste, impliquant dix jours de silence total, un spécialiste en arts martiaux faillit littéralement exploser au bout de quelques jours en raison du silence et de l'inactivité. Afin de canaliser la formidable accumulation d'énergie, on le mit au travail dans le jardin, où il accomplit ces tâches manuelles à une cadence incroyable !

Bien que vivre ainsi ne soit pas à la portée de tout le monde, la pratique du yoga permet de remédier à une sécrétion excessive d'adrénaline et de se rééquilibrer, notamment dans sa forme "hypnotique" (qui est en fait une relaxation profonde dirigée) et par la respiration alternée par les narines (*nadi shodana*, voir page 110). La respiration et la gestuelle (*mudras*) apaisent également les systèmes nerveux et endocrinien, diminuant ainsi l'agressivité.

Exercices pour les plus de 8 ans

- Postures dynamiques, telles que les Saluts au soleil et les enchaînements de poses.
- La *shambhavi mudra*, qui fait appel à la concentration sur un point situé au centre du front, entre les sourcils, est associé à la visualisation. Elle contribue à l'équilibre physique, émotionnel et psychique, ainsi qu'au développement sexuel.
- La respiration alternée par les narines (*nadi shodana*, voir pages 110-111), apaise les nerfs, préserve la santé et l'équilibre de l'épiphyse.
- Le yoga "hypnotique" (*yoga nidra*) et les exercices portant sur l'écoute (*antar mouna*) améliorent la mémoire. Les parcours guidés à tour de rôle et la visualisation (voir pages 100-101) pratiqués pendant la relaxation puisent dans l'univers intérieur de l'enfant.
- Les mantras sont calmants, et les sonorités graves – qui reposent le cerveau – améliorent la mémoire. Chanter dans différentes langues – qu'il s'agisse de mantras (formules orales) ou de kirtans (chants spirituels simples) – est bénéfique, car ils favorisent la communication avec le subconscient et apaisent le psychisme.
- La respiration devant un yantra est un exercice d'éveil sensoriel (voir page 113) qui associe respiration et concentration visuelle sur un motif géométrique, la forme ou la couleur d'une fleur, ou encore des chiffres écrits avec des craies de différentes couleurs sur un tableau noir.
- Exercices de visualisation. Quand les enfants débutant le yoga précocement voient un mot, ils sont capables de le visualiser et de le mémoriser en se le représentant mentalement, faculté qui les aide pour l'orthographe, la lecture et d'autres matières.

CONSEILS PRÉLIMINAIRES

Avant d'entamer une séance de yoga avec des enfants, revoyez d'un bout à l'autre le passage intitulé Avant la séance, ci-contre. Examinez la pièce dans laquelle elle va se dérouler. Elle doit être propre, débarrassée de tout meuble ou objet présentant des angles aigus, à température suffisante, mais bien ventilée afin qu'on n'y étouffe pas, et exempte de courants d'air. Veillez à ce que chaque enfant soit en forme ; à ce propos, demandez-leur s'ils ont subi une intervention chirurgicale ou un traumatisme, et repérez ceux présentant éventuellement de l'obésité, de l'anxiété ou toute autre particularité pouvant les gêner dans la pratique des exercices.

Pendant l'exécution de chacun d'eux, jaugez les possibilités des individus composant le groupe afin d'en modifier le déroulement pour l'adapter à chacun. Le processus d'acquisition de l'équilibre physique étant lent chez l'enfant, il est bon de cultiver un entraînement fondé sur des postures prises en appui sur une seule jambe, et sans effort, comme l'Arbre (voir page 29). Pratiquez et enseignez en faisant preuve de compréhension affectueuse (*metta*) et de non-violence (*ahimsa*). Sachez qu'il n'existe pas de posture parfaite, mais seulement ce que chaque enfant peut faire en donnant le meilleur de lui-même, sans se forcer et en-dehors de tout esprit de compétition.

Avant la séance

- Veillez à ce que la pièce soit libre de tout obstacle et suffisamment chauffée.
- Le sol doit être ferme et horizontal. Utilisez des tapis de gymnastique ou des couvertures épaisses afin d'éviter les chocs, les glissades ou les contraintes mécaniques, notamment dans les postures à risque, comme l'Appui scapulaire.
- Portez des vêtements amples et confortables, si possible fabriqués dans des textiles naturels.
- Pratiquez le yoga à jeun, sinon attendez au moins deux heures après les repas, et buvez de l'eau après. Toutefois, avant de commencer, veillez à ce que les enfants n'aient pas faim et ne soient pas fatigués.
- Il est préférable que les adultes se douchent avant et après, ou qu'ils se lavent au moins les mains et le visage, à titre de purification corporelle et spirituelle. Quant aux enfants, le fait de les passer à l'eau est amplement suffisant.
- Introduisez de la variété, de la fantaisie, de l'imagination et des anecdotes dans chaque exercice. Un enfant ou un adulte lisant un récit en rapport avec une posture stimule l'imagination.
- Adaptez la séance au dynamisme de chaque enfant (voir l'encadré intitulé *Les gunas*, page 15).
- Adultes et enfants doivent toujours s'échauffer préalablement (voir pages 20-29).
- Ne proposez pas le *pranayama* (exercices de respiration décomposée) aux enfants de moins de 8 ans, leurs poumons n'étant pas encore totalement fonctionnels ; suggérez-leur plutôt les techniques respiratoires ludiques présentées pages 108-109.

Rappel

- Considérez le rachis comme une colonne verticale.
- Veillez à respirer vous-même librement.
- Une séance est un programme non figé, qui change constamment – comme nous – aussi, faites en sorte qu'il soit vivant !
- Les enfants raffolent des exercices emprunts de dynamisme, car ils maintiennent leur intérêt, mais ne craignez pas de leur faire découvrir les trésors de l'immobilité ; ils aimeront alors la posture intitulée Faire le mort (*savanasana*) !

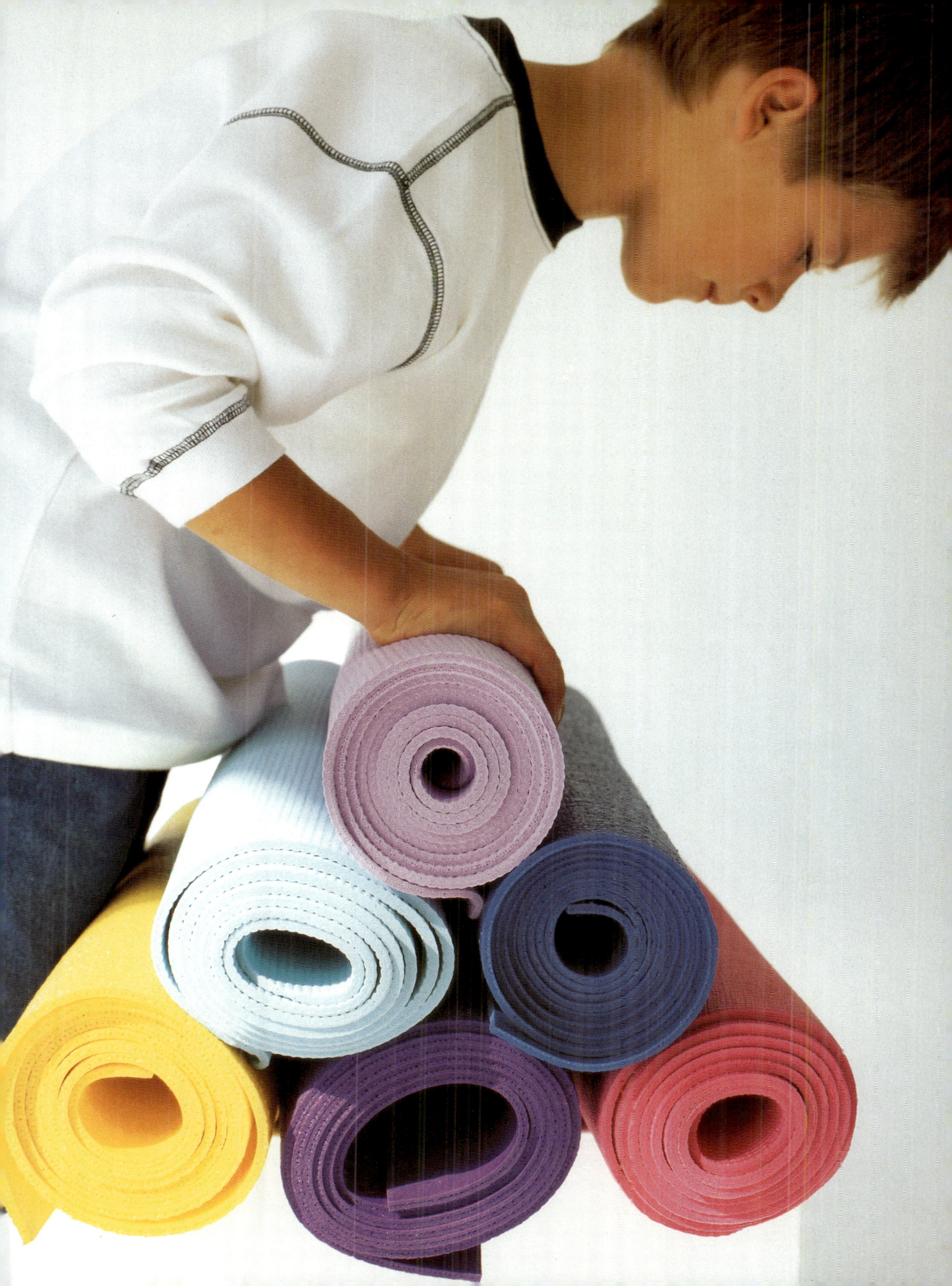

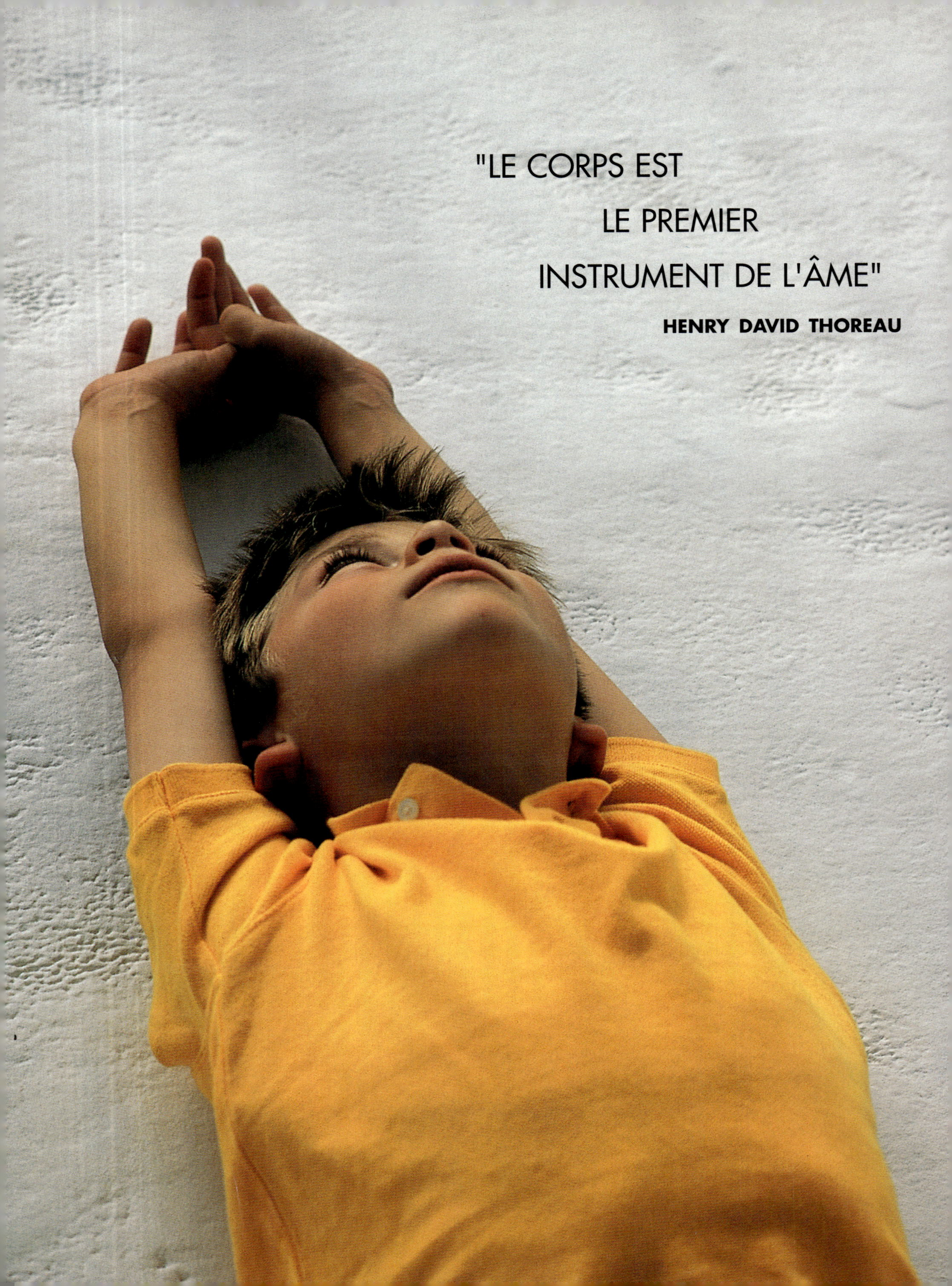

"LE CORPS EST
LE PREMIER
INSTRUMENT DE L'ÂME"

HENRY DAVID THOREAU

ÉCHAUFFEMENT ET ÉVEIL

Ce chapitre débute par des positions destinées à la détente ainsi qu'à l'acquisition de la sensibilité posturale et la conscientisation de la respiration. Les étirements permettent un échauffement sans risque et ménagent un passsage confortable aux postures présentées dans le chapitre 3 ; une fois assimilés, ils remédient à la colère, au cafard et aux malaises passagers. Consacrez-leur des pauses de quelques minutes ; vous en recueillerez une joie de vivre et une sérénité plus grandes.

SAVASANA FAIRE LE MORT

C'est notre position de repos qui, dans l'immobilité, ne nécessite aucun effort, hormis respirer. En général, les enfants sont beaucoup plus aptes à "faire le mort" que les adultes !

Allongez-vous sur le dos, yeux clos, bras le long du corps, paumes tournées vers le haut et pieds dirigés vers l'extérieur. Si, complètement détendu, on soulève un de vos membres et qu'on le lâche, il doit retomber comme un spaghetti cuit. Suivez les mouvements de votre abdomen à l'inspiration et à l'expiration.

En position allongée, et dans l'immobilité, la pensée se calme au lieu de se projeter dans l'avenir ou de retourner dans le passé. Accordez-vous de vivre l'instant présent. Au bout de quelques minutes, vous serez redynamisé.

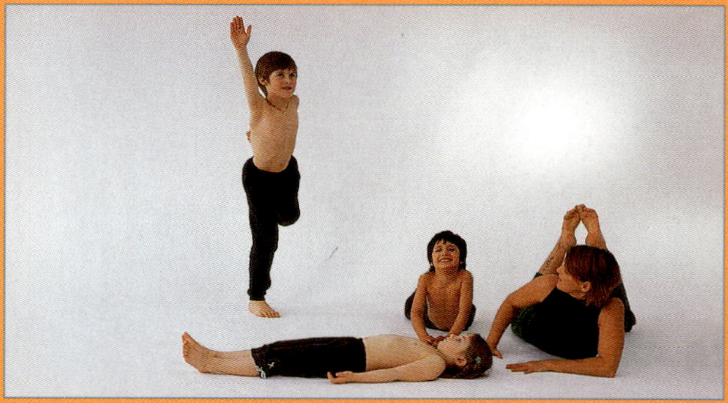

SUR LA PISTE DU SOUFFLE

Ici, vous découvrez le souffle invisible présent en vous. En plaçant vos mains sur trois parties de votre tronc, vous pouvez le diriger successivement vers chacune d'elles.

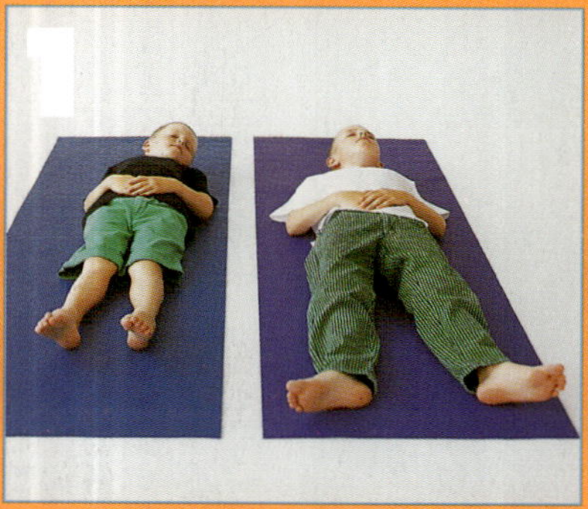

Placez les mains sur votre ventre, au-dessous du nombril, et respirez profondément trois fois de suite. Suivez le mouvement du souffle.

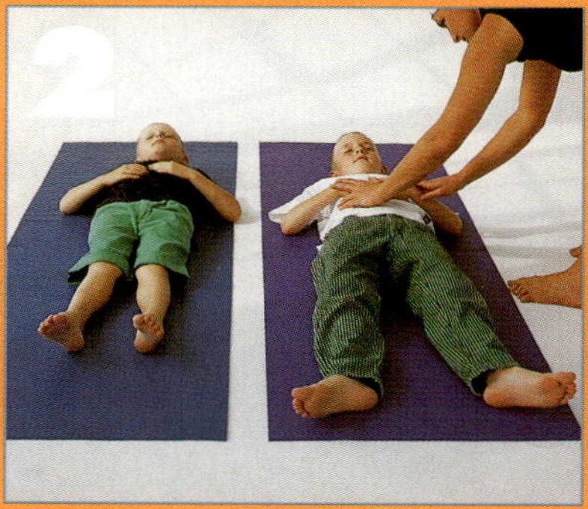

Posez les mains plus haut, sur votre cage thoracique, vos médius se rejoignant au centre. Respirez trois fois ; vous devez sentir que vos médius ne se touchent plus.

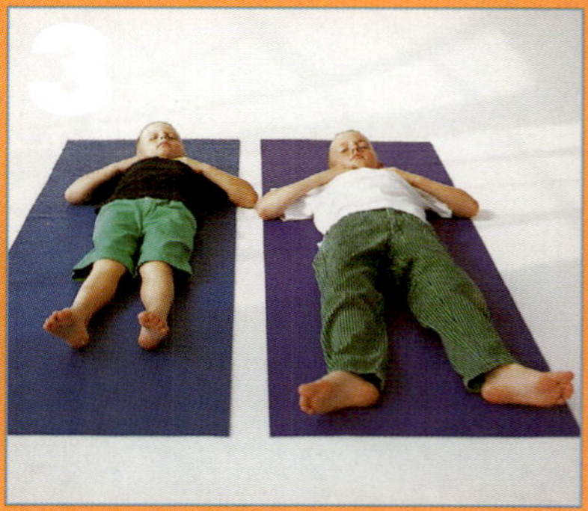

Maintenant, mettez les mains à hauteur de vos clavicules. Sentez-vous votre poitrine se soulever ? C'est comme si vous remplissiez une bouteille d'un breuvage vital, le souffle.

PAVANMUKTASANA
COMBATTRE LES VENTS

Cet étirement équilibre les hémisphères cérébraux gauche et droit, masse l'abdomen, élimine l'excès de gaz, de même qu'il favorise concentration, détente et attention.

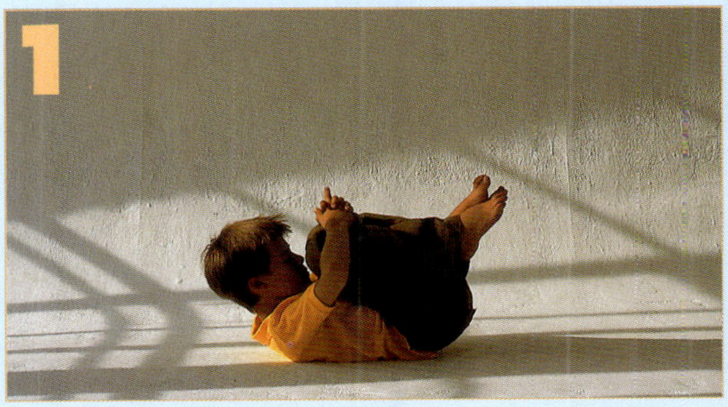

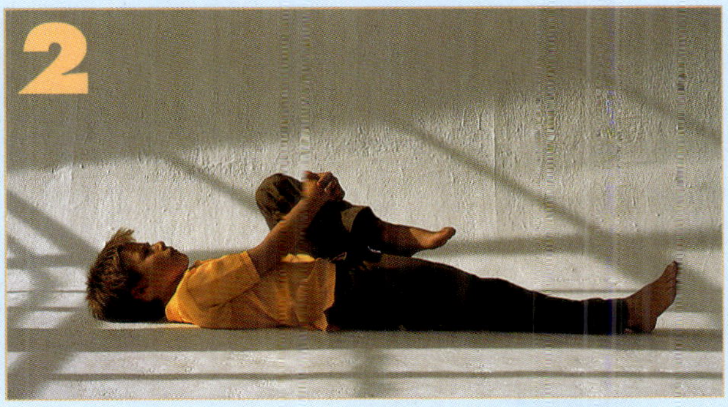

Allongé sur le dos, ramenez les genoux sur votre poitrine, emprisonnez-les avec les mains et touchez-les du front. C'est le Hérisson. Restez ainsi le temps de cinq respirations, puis rabaissez tête et jambes.

Saisissez la jambe gauche et ramenez-la contre votre estomac en étirant la jambe droite. Pressez la cuisse gauche contre votre abdomen le temps de cinq respirations. Changez de jambe. À faire trois fois de chaque côté.

BADDHA KONASANA
LE PAPILLON

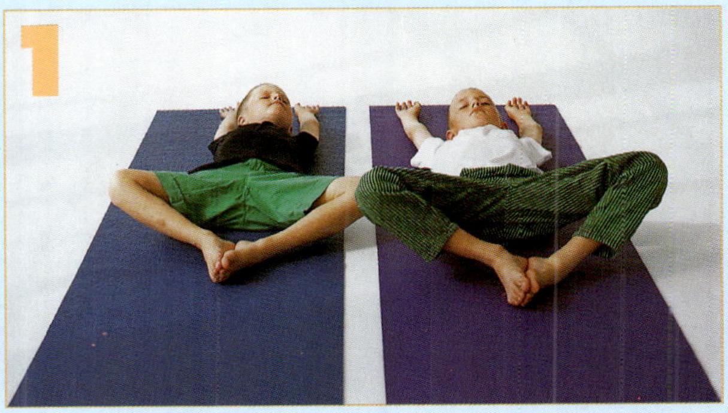

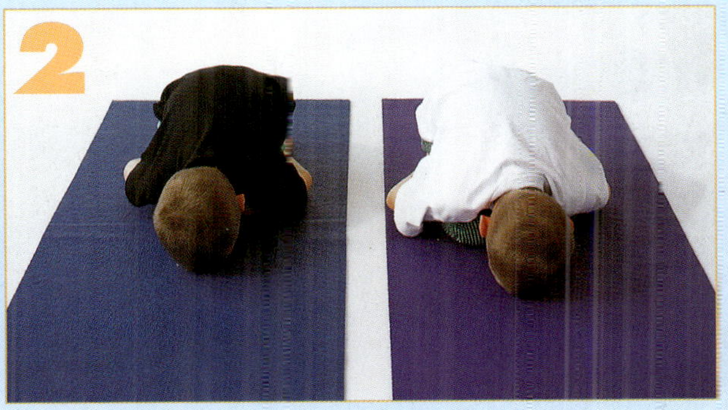

Allongé sur le dos, laissez retomber les genoux sur le côté, plantes des pieds se touchant. Étirez les bras dans le prolongement de la tête. Respirez cinq fois dans la position du papillon posé, en battant légèrement des "ailes" (jambes) pour assouplir vos hanches.

Mettez-vous en boule, comme le Hérisson, en vous ramassant au maximum, yeux clos (voir Combattre les vents phase 1, ci-dessus). Ensuite, prenez la posture du Loir (voir page 80), tête en contact avec les genoux, le temps de cinq respirations profondes.

ÉCHAUFFEMENT INTÉGRAL

Partant d'une confortable position assise, vous mobiliserez différentes parties du corps en les échauffant l'une après l'autre. Commencez par le tronc et la tête, poursuivez par les membres en accordant une attention particulière aux épaules, cou, visage, mains et pieds, cela en comprimant et en étirant les muscles pour vous dynamiser et évacuer le stress. Souvent, épaules et cou sont le siège de fortes tensions musculaires et articulaires qu'il faut résorber pour leur rendre leur souplesse et mobilité.

BIENFAITS :

Cet échauffement intégral, introduction ludique et sans risque aux asanas, plus difficiles, accorde une attention particulière aux petits muscles et favorise un afflux de sang oxygéné aux extrémités et aux organes sensoriels. Il entretient la souplesse et prévient les tensions localisées ou les mauvaises habitudes posturales entraînant statique vertébrale vicieuse et déséquilibre.

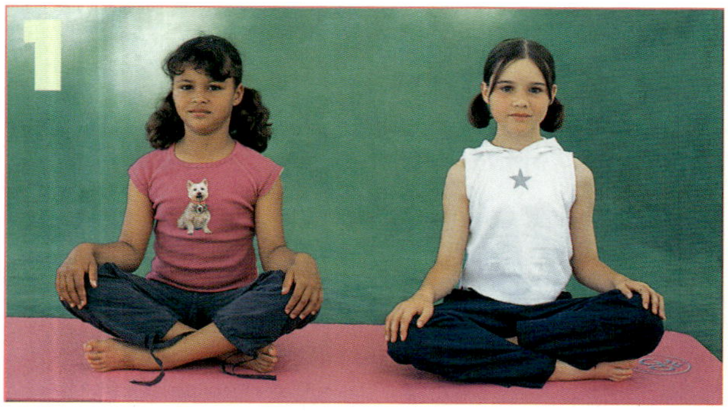

Asseyez-vous jambes croisées, dos droit. En décrivant de grands cercles, roulez des épaules jusqu'à toucher vos oreilles, puis en les faisant descendre autant que possible. Recommencez trois fois dans chaque direction.

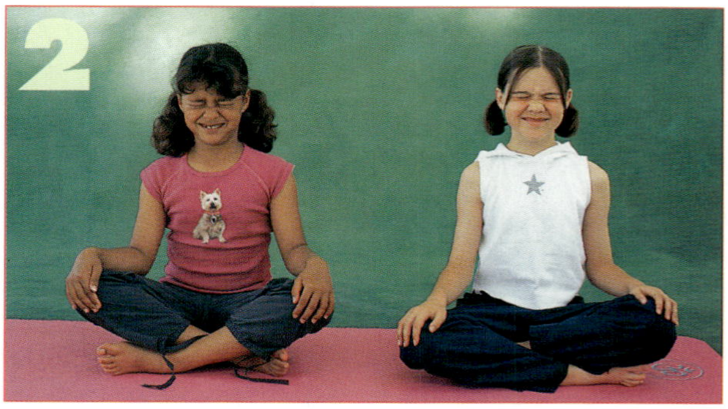

Plissez les yeux et le nez au maximum comme un pruneau sec, et dites "iiiiiiii". Ensuite, détendez votre visage au maximum, faites un grand "o" de la bouche et prononcez "ooooooo".

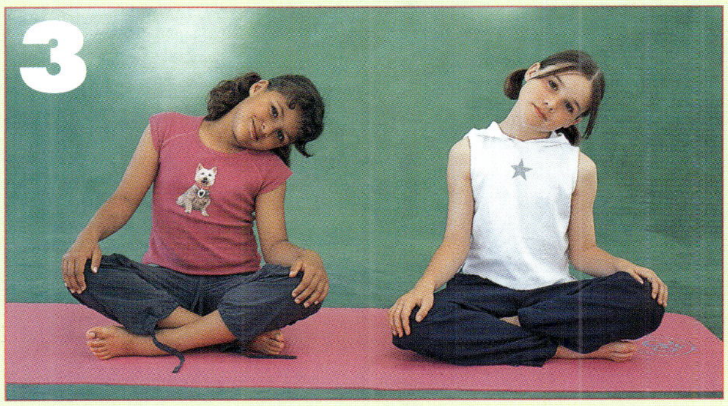

Posez votre oreille droite sur votre épaule droite, puis faites de même à gauche. Allez-y doucement en essayant de ne pas remonter les épaules. Recommencez trois fois.

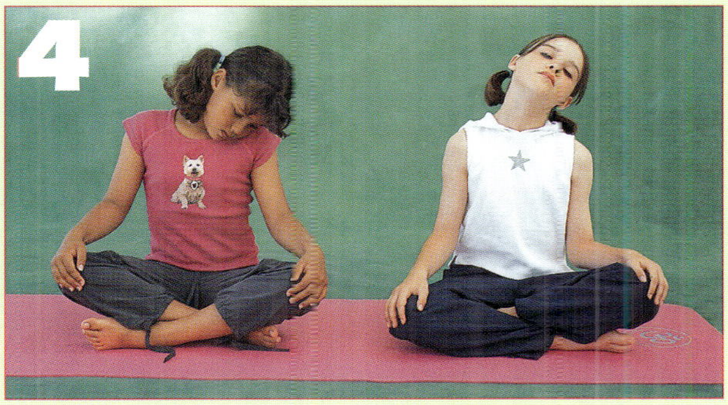

Exécutez des demi-cercles de la tête en partant de la poitrine vers l'épaule droite et en la remontant. Faites de même du côté gauche. Recommencez trois fois.

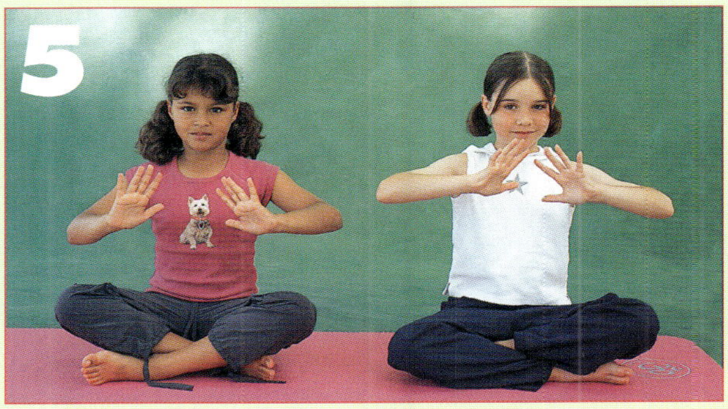

Levez les bras, pliez-les et, des mains, décrivez des cercles centrés sur vos poignets, en jouant sur la souplesse de ces derniers. Recommencez trois fois dans chaque sens.

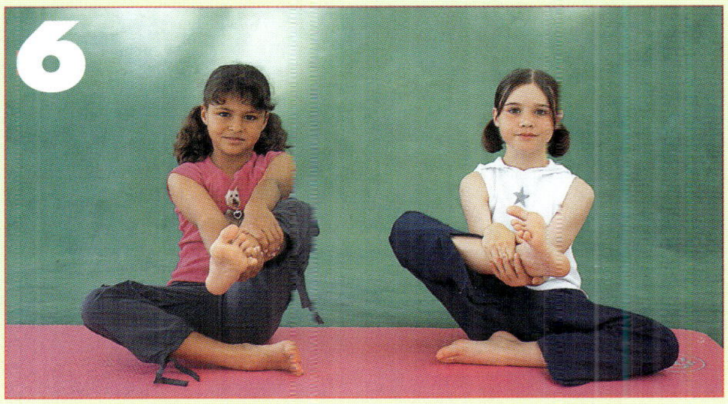

De la même manière, avec chaque pied, mais en tenant votre cheville, décrivez des cercles centrés sur celle-ci, trois fois dans un sens et trois fois dans l'autre.

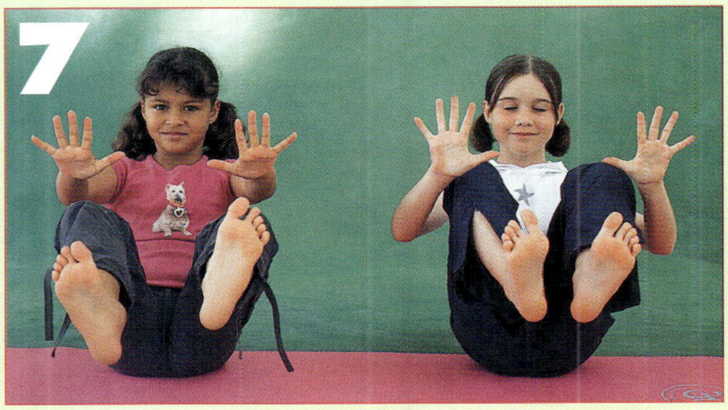

Maintenant, en décollant les pieds du sol, mettez vos orteils et vos doigts en éventail. Puis essayez de coordonner l'étirement d'un orteil avec celui du doigt correspondant.

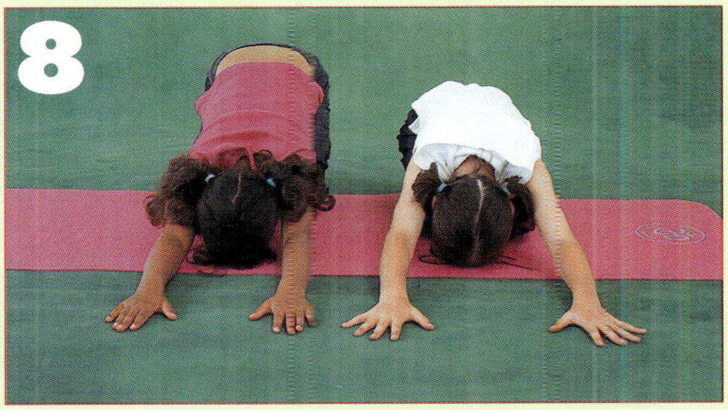

Enfin, agenouillez-vous et posez le front contre le sol, bras tendus devant vous le temps de cinq respirations profondes. C'est le "Loir dressé", encore appelé "Position de l'enfant" (voir page 80), excellente pour se reposer quand on est fatigué.

SURYANAMASKAR
ÉVEIL AU SOLEIL

Cette série d'exercices favorisant l'équilibre étire et discipline le corps par la répétition. Il existe maintes variantes de Saluts au soleil, mais ici, on a préféré celle, énergique, faisant appel au saut pour vous aider à vous réveiller, ainsi qu'à vous montrer dynamique et attentif. Reprenez trois fois les 10 étapes qu'elle comporte ; bénéficiant d'une bonne circulation sanguine, votre corps sera stimulé, ce qui vous permettra d'entamer la journée dans les meilleures conditions.

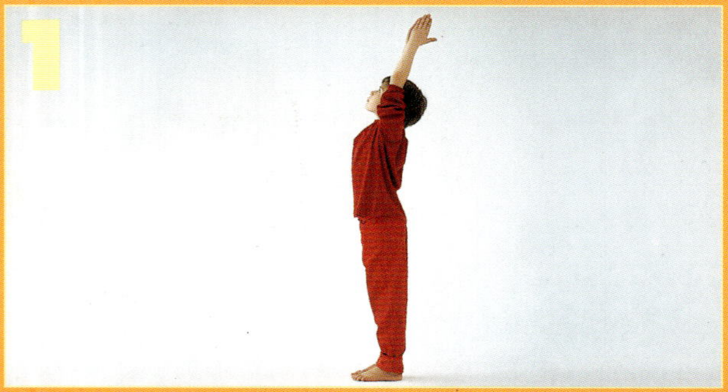

Prenez la pose Montagne (voir page 28), mais pieds joints et mains le long du corps. À l'inspiration, les yeux levés, tendez les bras vers le ciel en décrivant un large cercle, et faites prendre à vos mains l'aspect d'une flèche.

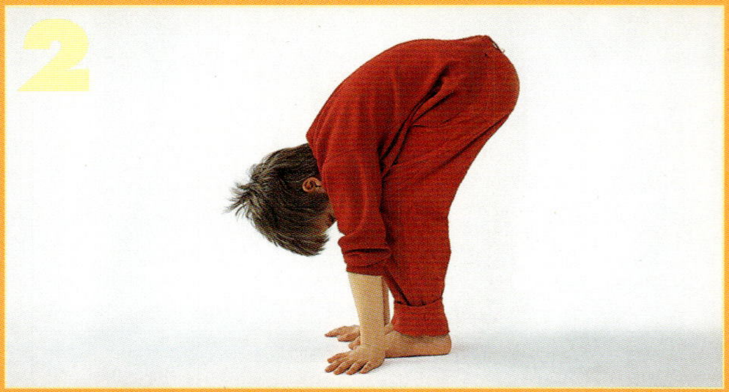

Expirez, le corps plié en avant (voir la Poupée de chiffon, page 36), tête contre les genoux et paumes à plat sur le sol.

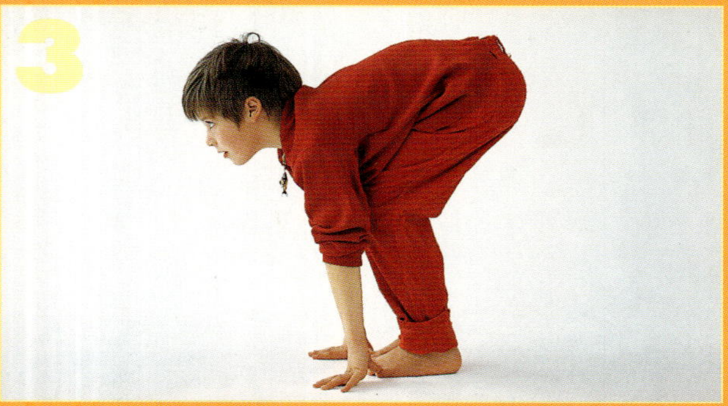

Les yeux levés, inspirez en dilatant votre paroi abdominale, le tronc à l'horizontale mais les doigts restant en contact avec le sol. Continuez à regarder devant vous, bras et jambes aussi droits que possible.

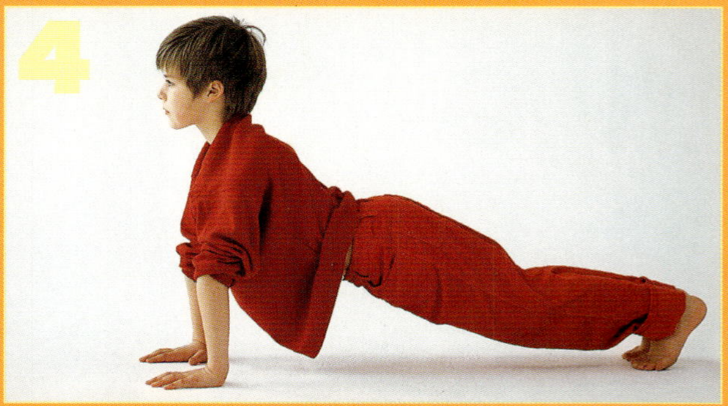

Expirez, rejetez les jambes en arrière, et amenez votre corps presque à l'horizontale, au-dessus du sol, bras légèrement fléchis le long de la cage thoracique, en appui sur les mains, les pointes des pieds et les orteils.

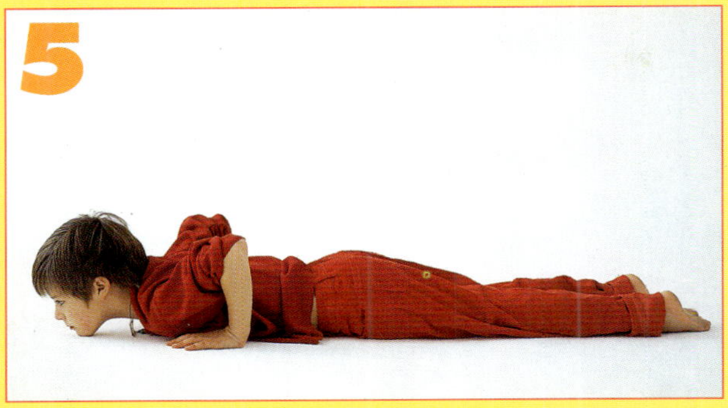

Amenez votre corps, ainsi que votre menton, en contact avec le sol, coudes pliés (si vous avez du mal à rester dans la position 4, adoptez celle-ci).

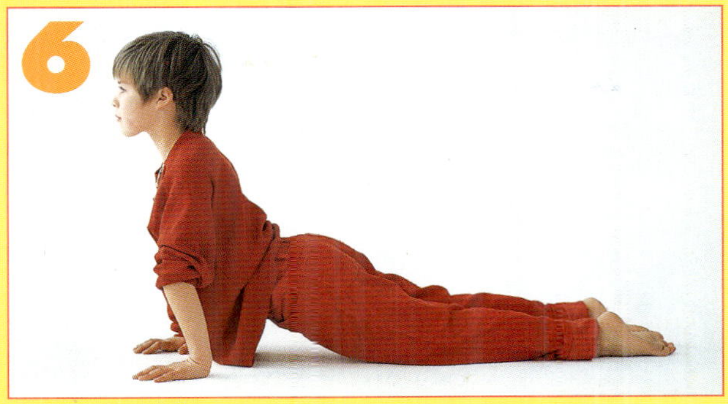

Inspirez, redressez la tête, et cambrez-vous en décollant le corps du sol. Dégagez votre poitrine en ramenant les épaules en arrière ; une traction s'exercera sur vos clavicules. Respirez cinq fois profondément.

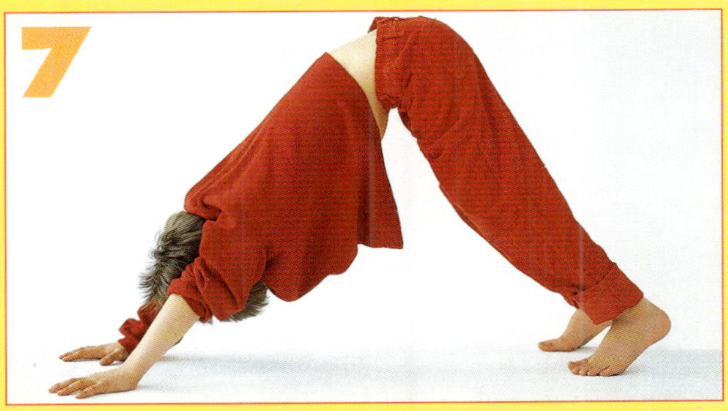

Expirez, orteils dirigés vers l'avant, et haussez les hanches pour donner à votre corps l'aspect d'une montagne ou d'une tente. Respirez cinq fois profondément en étirant votre dos.

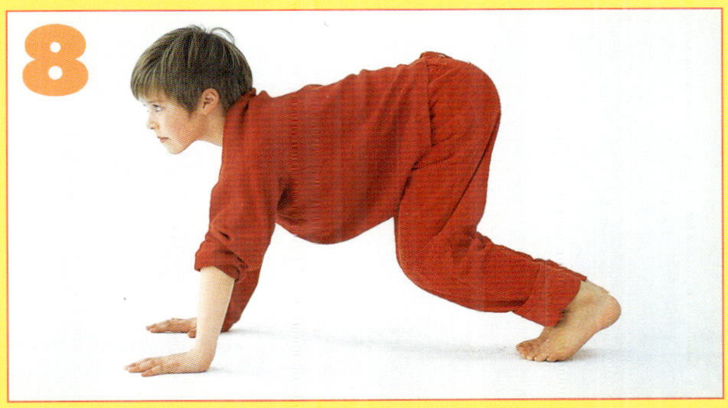

Préparez-vous à projeter vos jambes en avant pour passer en demi-station debout. À l'inspiration, fléchissez les genoux, redressez la tête et...

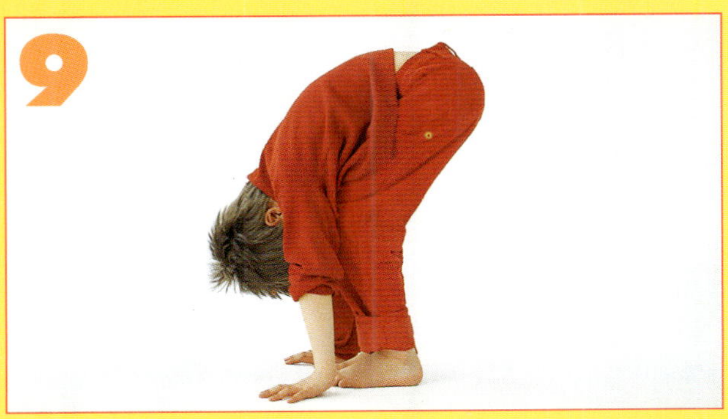

...d'un saut, ramenez vos pieds entre vos mains. À l'expiration, mettez la tête devant vos jambes en essayant de les garder aussi droites que possible, et vos paumes en contact avec le sol. Respirez cinq fois profondément.

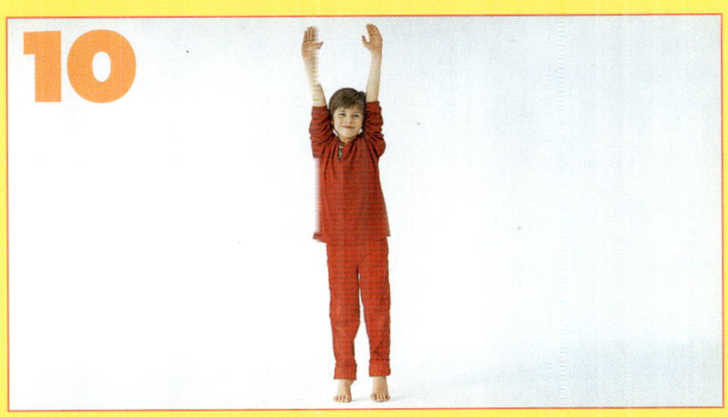

Inspirez et, des bras, décrivez un large cercle en prenant la posture de la Haute montagne (voir la Marionnette, page 36). Regardez le ciel. Expirez en ramenant les bras le long du corps et en reprenant la position de la Montagne.

ÉVEIL À LA NATURE

On peut enchaîner différentes postures pour dynamiser et purifier le corps, comme pour lui insuffler une énergie positive. Ici, les postures en station debout, notamment dans leurs variantes Montagne et Arbre, ainsi que la gestuelle (*mudras*) enrichissent l'exercice en exigeant rigueur et attention. L'Arbre inspire le sentiment d'ancrage solide et d'aptitude à survivre en autonomie. Devenir un arbre s'assimile au fait d'acquérir équilibre et confiance en soi tout en s'ouvrant au monde. Toutes les postures en équilibre font éprouver ce sentiment d'"enracinement préalable à l'envol". Je vous propose l'enchaînement suivant, mais vous pouvez concevoir le vôtre à partir des autres postures.

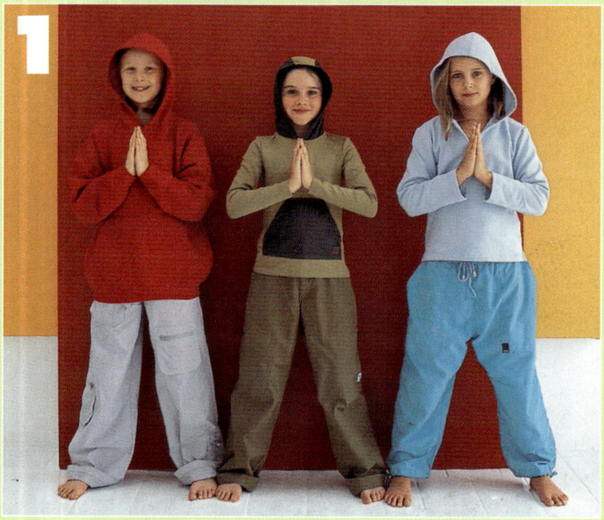

Adoptez la position Montagne : en station debout, pieds écartés de 90 cm, regard tourné vers l'avant, veillez à ce que votre colonne vertébrale soit droite comme la tige d'une plante, et le sommet de votre tête dirigé vers le ciel. Mains au centre de la poitrine, dans la position de l'oraison (*namaste*), qui est un mudra de paix universel, restez bien droit et respirez profondément cinq fois pour vous concentrer.

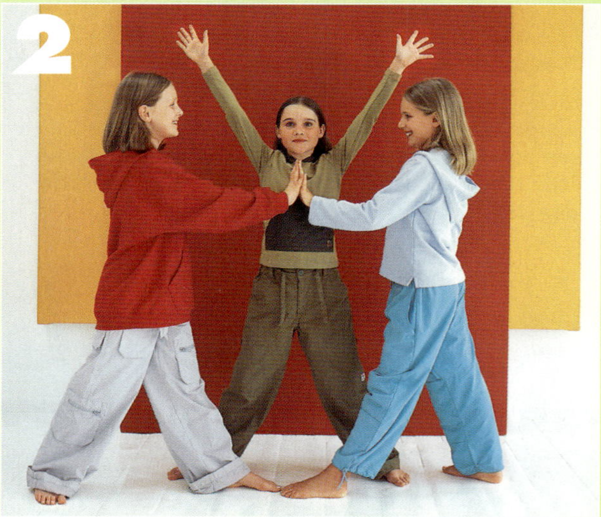

Maintenant, inspirez et tendez les bras en les écartant au-dessus de votre tête, comme les branches d'un arbre, paumes et doigts tournés vers le ciel. Gardez les pieds d'aplomb, comme des racines.

Si vous êtes plusieurs, l'un peut faire l'arbre tandis que les deux autres réalisent une figure devant lui, comme ici.

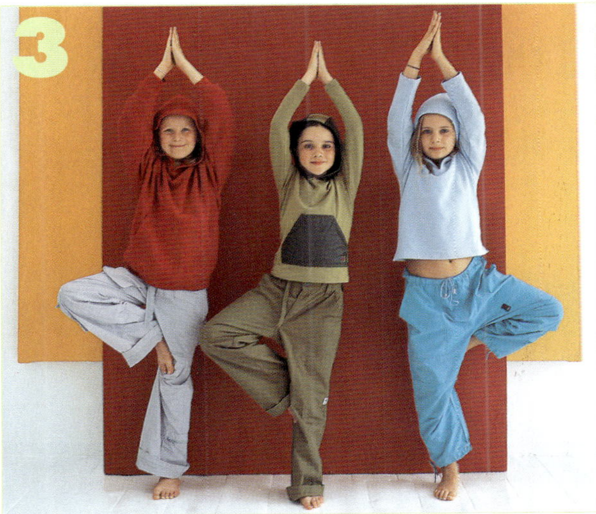

Ensuite, passez à une variante de l'Arbre : debout en aplomb sur le pied gauche, jambe et main droites levées, pliez le genou et placez votre pied en appui sur la face interne de votre cuisse gauche, puis tendez les bras vers le haut, comme des flèches. Regardez devant vous et respirez profondément huit fois. Recommencez de l'autre côté.

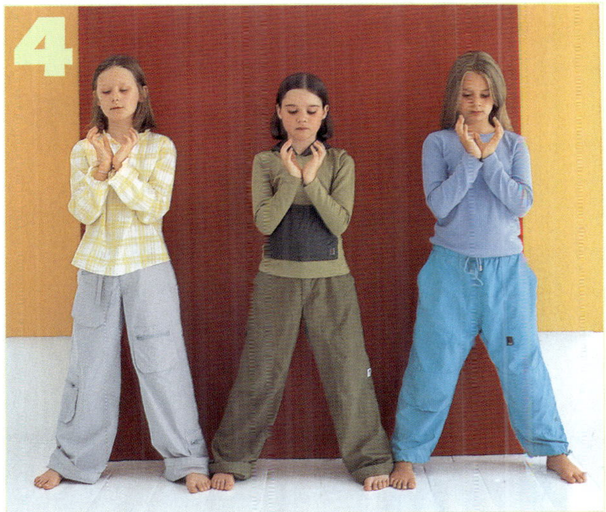

Reprenez la position Montagne puis, les mains en coupe, réalisez le mudra Fleur de lotus (voir page 85). Ouvrez les pétales et regardez dans la coupe que forment vos mains. Respirez profondément plusieurs fois en visualisant l'épanouissement du bouton floral. Formulez vos souhaits et projetez-les au centre de la fleur.

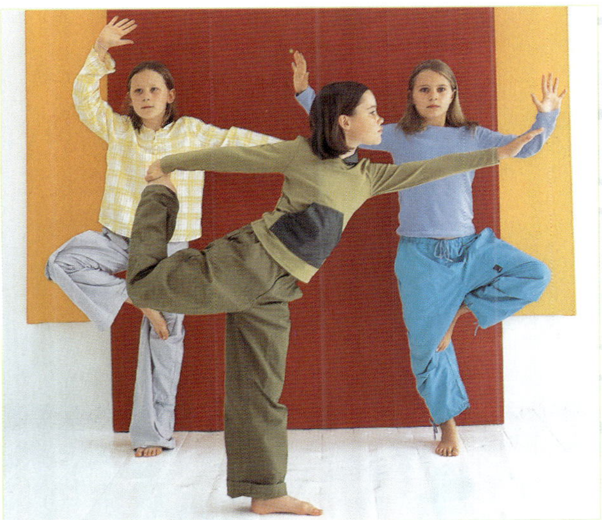

VARIANTES

Maintenant, explorez différentes manières de vous placer en équilibre sur une jambe : remuez bras, jambes, tronc et tête dans tous les sens ; étendez les bras, étirez-vous, saisissez vos membres et lâchez-les. Une fois que vous avez pris une position d'équilibre, rivez votre regard sur un point fixe, le *drishti*, ce qui vous aidera à rester d'aplomb, ainsi qu'à vous recueillir corps et esprit.

BIENFAITS :

Les postures en équilibre développent l'attention, l'harmonie et la faculté de concentration. Les mudras calment l'esprit et favorisent l'intériorisation.

"LE BOUTON DE JASMIN NE CRAINT PAS D'ÊTRE PETIT, CAR, INVISIBLE, LA PLÉNITUDE RÈGNE DANS SON CŒUR."

RABINDRANATH TAGORE

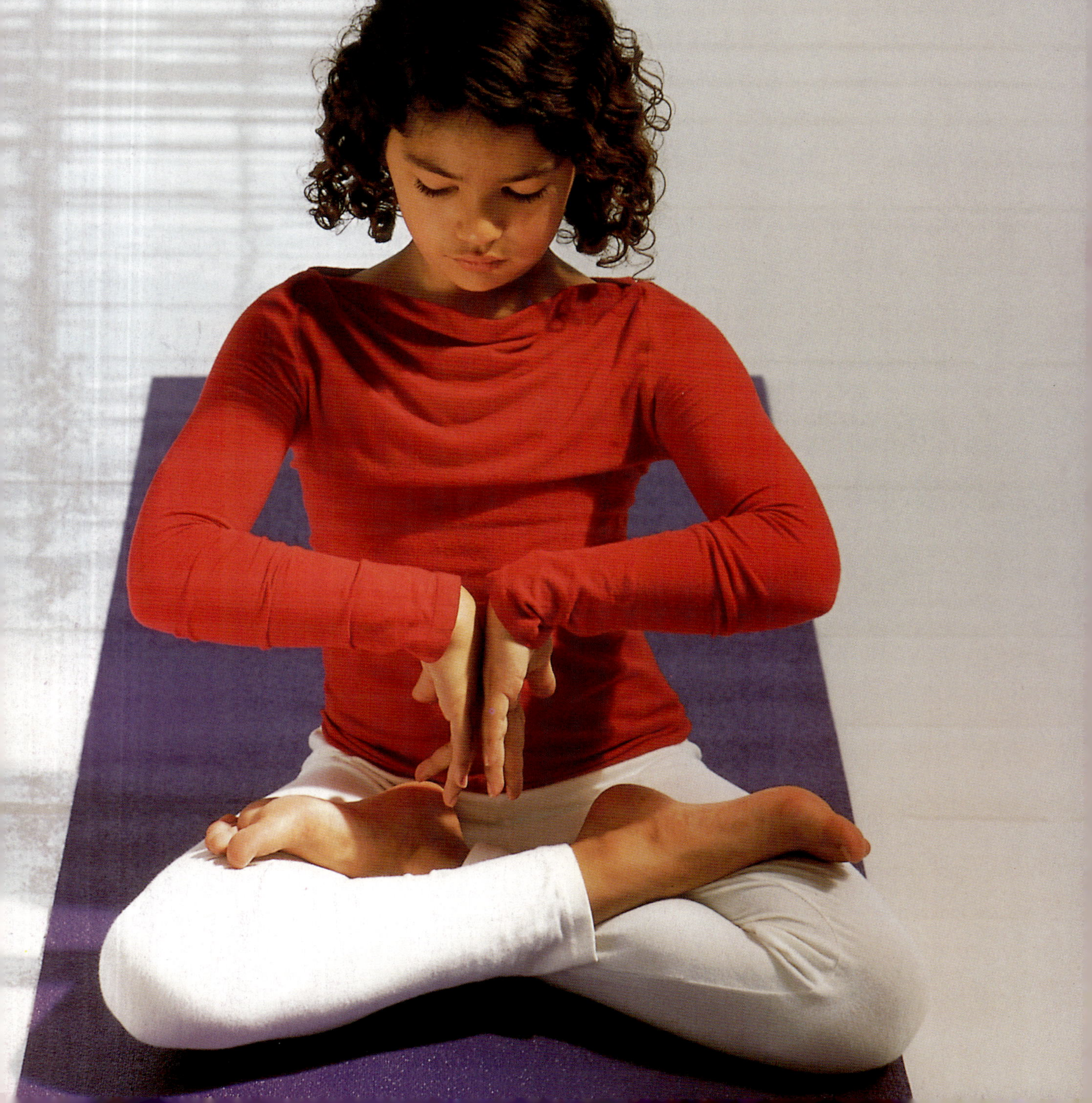

LES POSTURES

Dans ce chapitre, chaque posture inspirée d'un animal est précédée d'une courte présentation destinée à être lue par l'adulte ou l'enfant, ainsi qu'à enflammer son imagination et susciter sa participation. Comme *Alice aux pays des merveilles*, de Lewis Carroll, évoluant dans un monde fantastique et nouveau, bavardant amicalement avec les oiseaux et autres animaux, et le croyant à moitié vrai, l'enfant imaginatif y prendra plaisir, son vécu du yoga n'en étant que plus bénéfique.

TRIKONASANA

DU TRIANGLE

ARDHA

À LA DEMI-LUNE

CHANDRASANA

Ces deux postures, très esthétiques, développent le squelette et les muscles, conférant une bonne statique vertébrale ainsi qu'un port élégant.

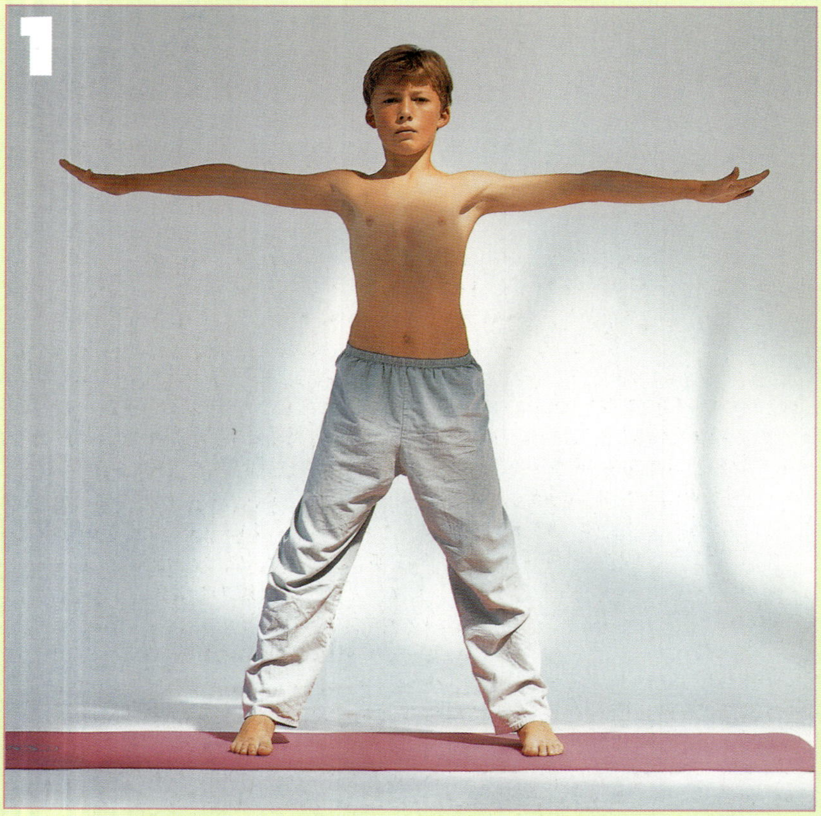

Debout, pieds écartés de 90 cm, jambes et rachis droits, tendez les bras latéralement (comme les ailes d'un avion) et imaginez qu'ils mesurent 3 m. Nuque droite, dirigez le sommet de votre tête vers le ciel.

BIENFAITS :

Les postures musclent les jambes, développent l'équilibre, tout en apportant harmonie, courage et capacité à fixer son attention.

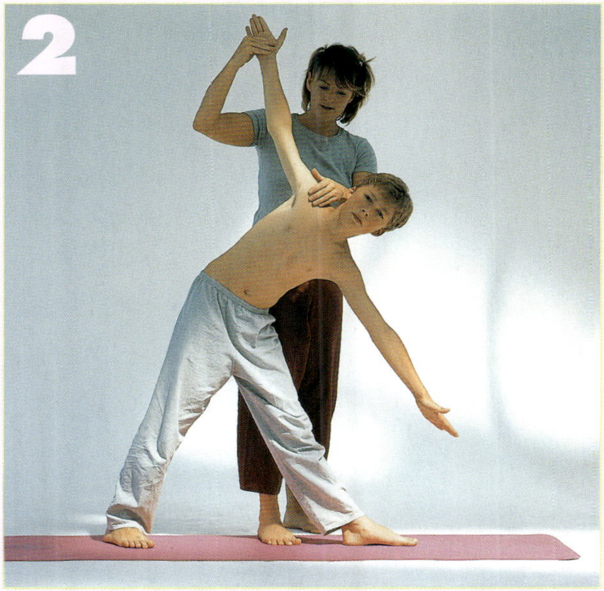

Tournez légèrement les orteils du pied droit vers l'intérieur et faites pivoter le pied gauche de 90°. Expirez et penchez-vous latéralement, le bras gauche tendu vers le sol. Dégagez la poitrine, hanches parallèles aux pieds, et veillez à ce que votre poids soit également réparti entre eux.

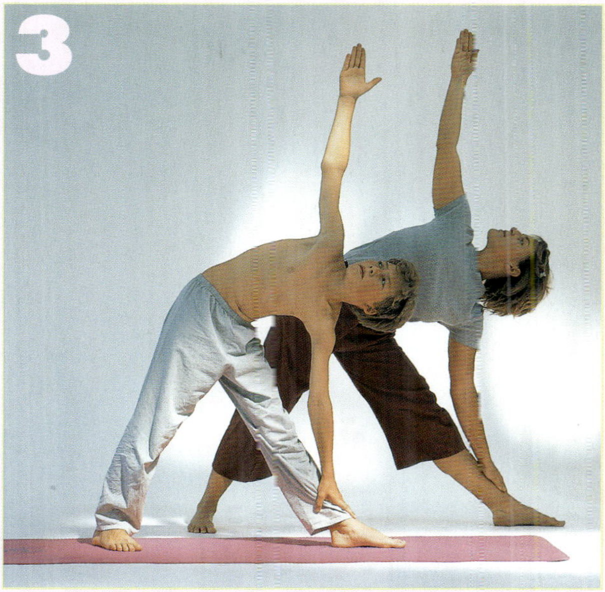

De la main gauche, appuyez-vous sur la jambe correspondante, puis tendez bien le bras droit à la verticale. Tournez la tête et regardez dans la direction qu'il indique Gardez la poitrine bien dégagée en tirant les épaules en arrière, et respirez profondément cinq fois de suite.

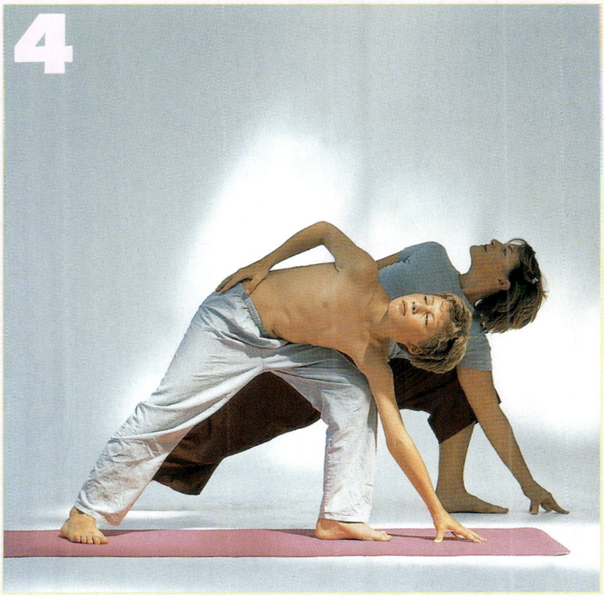

Posez la main droite sur la hanche correspondante ; gardez la poitrine dégagée en tirant les épaules en arrière, puis pliez le genou gauche et amenez les extrémités de vos doigts en contact avec le sol.

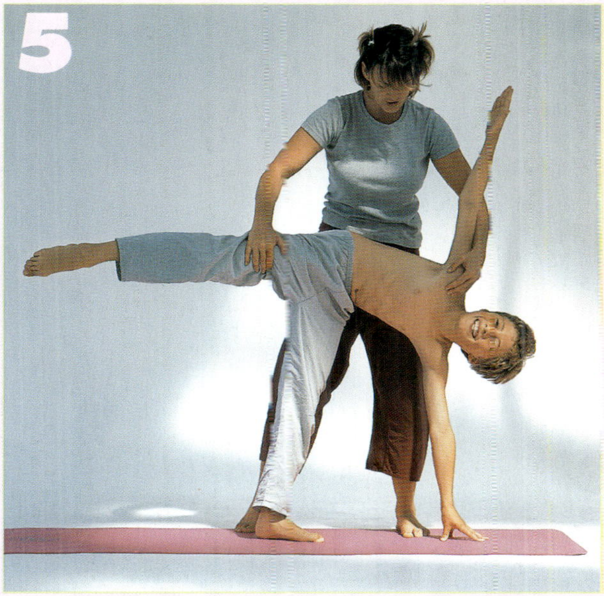

Tout en inspirant profondément, levez la jambe droite à l'horizontale, et tendez le bras correspondant vers le ciel. Respirez profondément cinq fois de suite. Relevez-vous lentement. Maintenant, recommencez du côté droit.

JANU SIRSASANA
LE DEMI-PAPILLON

En sanskrit ancien, demi-papillon se traduit par *janu sirsasana*, *janu* voulant dire "genou", et *sirasa*, "tête", si bien qu'on prend cette posture en tendant la tête vers le genou. Ce faisant, imaginez que votre jambe droite prend la forme approximative d'une demi-aile de papillon, puis tirez-la au maximum vers l'extérieur et le sol pour échauffer l'articulation de la hanche et les muscles de la face interne de la cuisse.

Il existe 15 000 espèces de papillons dont la plupart sont couverts d'écailles irisées, c'est-à-dire qu'elles luisent de maintes couleurs différentes quand le soleil les éclaire. Les insectes, notamment les papillons et les lucioles, passent par plusieurs phases de croissance avant de devenir adultes, phénomène appelé métamorphose, analogue à celui caractérisant l'être humain de sa naissance à l'âge adulte. Ainsi, leur croissance s'effectue en quatre temps : l'œuf, la chenille, la chrysalide – véritable usine en pleine activité malgré son immobilité manifeste – enfin, le papillon. Leurs ailes sont parfois ocellées (comme les plumes du paon). Le paon – de – jour, aux ailes brun rougeâtre et aux ocelles violets – qui lui permettent d'échapper à ses prédateurs en les effrayant grâce aux éclairs soudain qu'ils jettent – en est l'exemple frappant.

BIENFAITS :

Cette posture assouplit la zone lombaire, préserve la mobilité et la laxité des hanches, et masse l'abdomen quand on se penche en avant, facilitant la digestion tout en dynamisant. Mais elle calme aussi le cerveau.

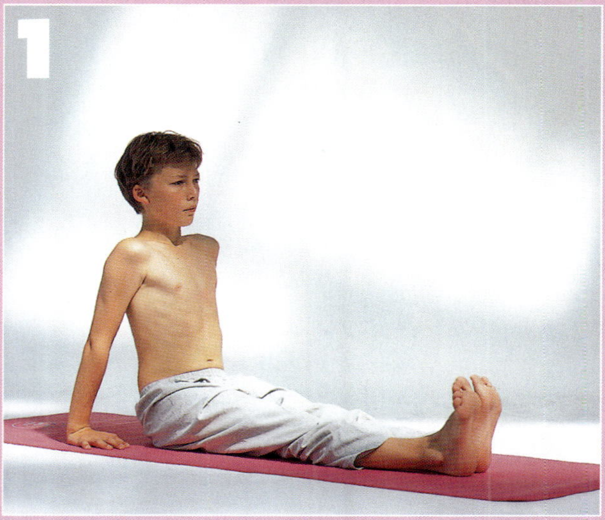

Assis, colonne vertébrale droite et paumes à plat sur le sol, étendez les jambes, pieds fléchis vers vous et orteils en éventail. Regardez droit devant et respirez sans forcer. C'est ce qu'on appelle le Bâton planté (voir aussi page 41).

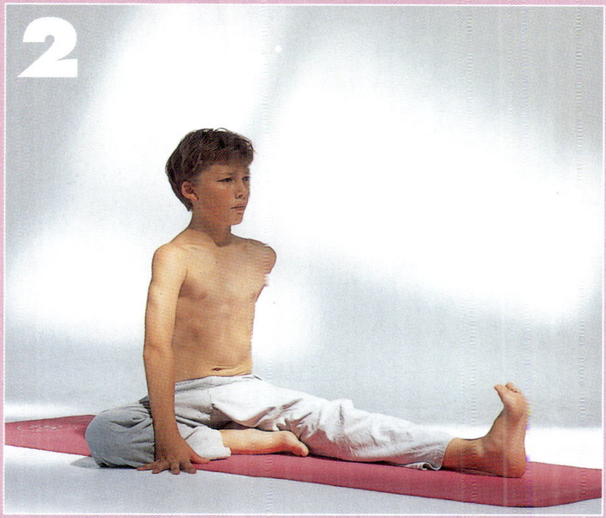

Maintenant, amenez la plante de votre pied droit en contact avec le sommet de la face interne de la cuisse. Essayez de tirer au maximum votre genou droit en arrière pour délier l'articulation de la hanche correspondante. Veillez à ce que vos épaules soient perpendiculaires à l'axe de votre jambe gauche.

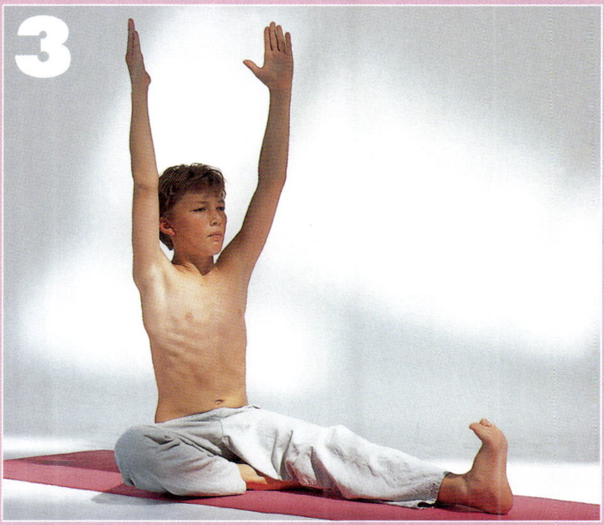

Tout en inspirant profondément, tendez fortement les bras à la verticale (la traction doit se faire sentir à hauteur de la taille et de la zone lombaire). La face externe de votre jambe droite pliée et la face postérieure de votre jambe gauche doivent rester en contact avec le sol. Le poids de votre corps doit être également réparti entre vos deux ischions (os du bassin).

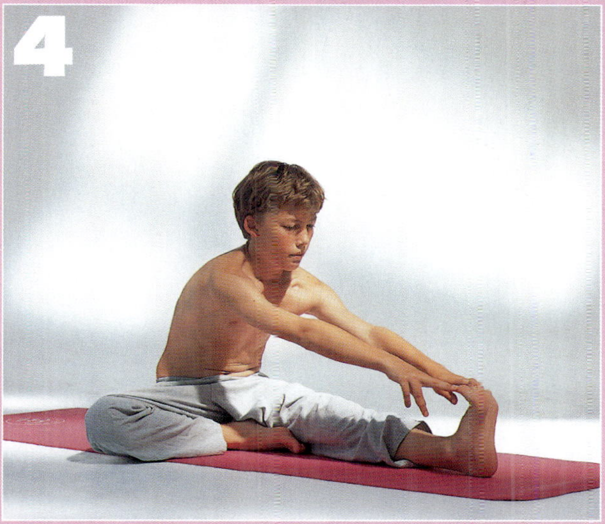

À l'expiration, penchez-vous en avant pour attraper vos orteils avec les deux mains. Ne haussez pas les épaules ; à l'inverse, veillez à les relâcher pour les abaisser le plus possible. Face à votre pied gauche, hanches d'aplomb et jambe gauche tendue, respirez profondément cinq fois. Reprenez la position initiale, détendez-vous et recommencez de l'autre côté.

VIRABHADRASANA
LE GUERRIER

Cette posture évoque un guerrier vigoureux, doué d'une force, d'un équilibre et d'une faculté de concentration impressionnants. La non-violence (*ahimsa*) étant une composante majeure du yoga, ce guerrier n'a pas d'arme, son courage lui permettant de dissiper sa peur.

BIENFAITS :
La posture du Guerrier, variante de plusieurs autres, fait un dos solide exempt de douleurs. Elle tonifie et masse l'abdomen, ce qui est salutaire aux organes internes.

LA MARIONNETTE / LA POUPÉE DE CHIFFON

Cet enchaînement intègre station debout avec inclinaison du tronc en avant et la position Haute montagne. Pratiquez-le avant de passer au Guerrier, puis au Héros et à l'Archer.

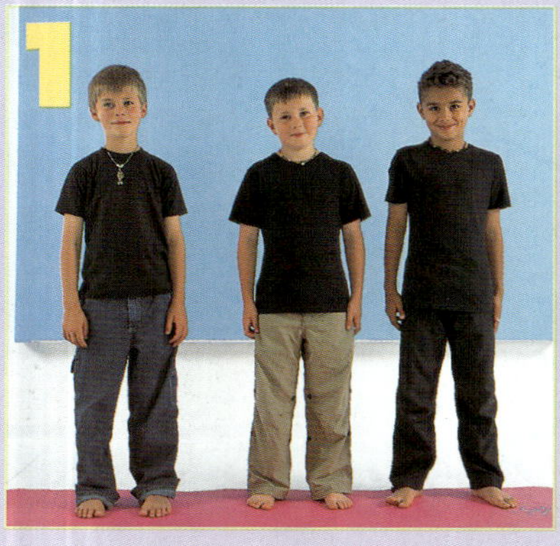

Debout, pieds écartés d'une largeur de hanches et d'aplomb, imaginez que vous êtes une marionnette. Ses ficelles sont détendues, aussi relâchez vos épaules, et faites comme si vous sentiez que celle vous soutenant la tête vous tirait vers le haut.

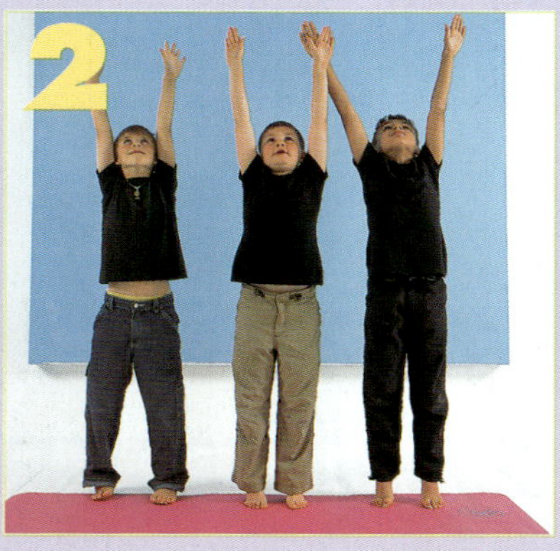

Inspirez puis, vous haussant sur les orteils, étendez les bras au maximum vers le haut – le marionnettiste a tiré sur les ficelles animant vos mains. Imaginez que des racines vous ancrent solidement dans le sol par les orteils. Essayez de ressentir cette intense traction qui s'exerce dans deux sens opposés.

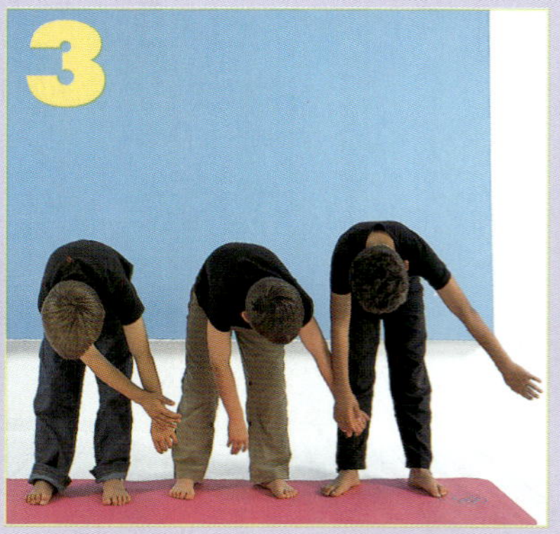

Laissez tomber le haut du corps vers l'avant, comme fait une marionnette. Balancez-vous latéralement et, à l'expiration, émettez un bourdonnement – songez aux feuilles d'un saule bruissant sous la brise.

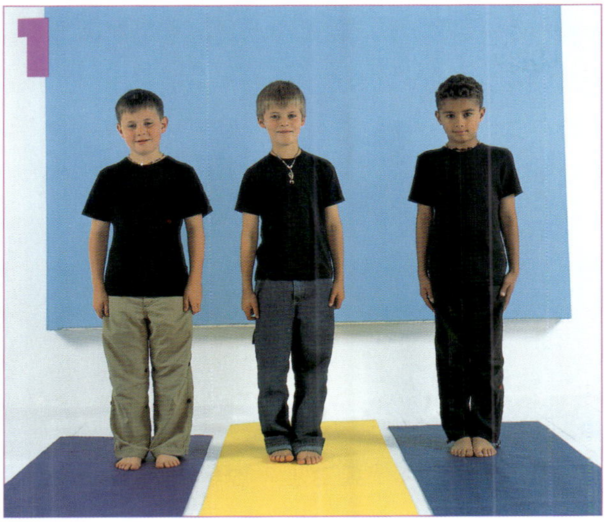

Debout, en position Montagne (voir page 28), essayez d'entretenir cette sensation de "marionnette" étirée, mais veillez à ce que vos orteils soient en éventail, afin d'être solidement "enraciné" dans le sol.

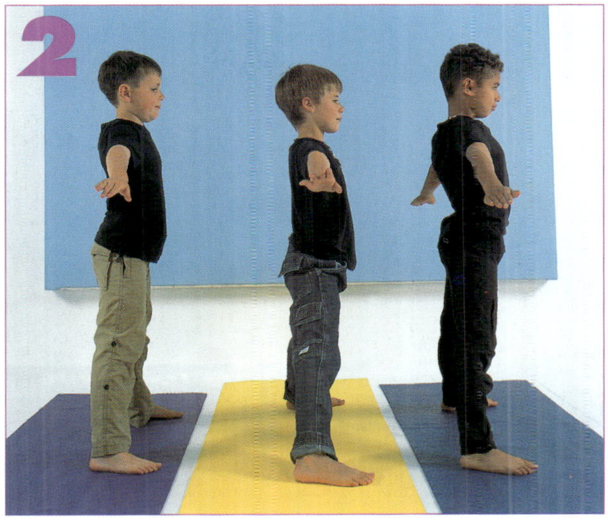

Respirez profondément et écartez les pieds, en sautant, de 1,25 m. Étendez les bras latéralement à l'horizontale, et redressez la tête pour former une étoile à cinq branches.

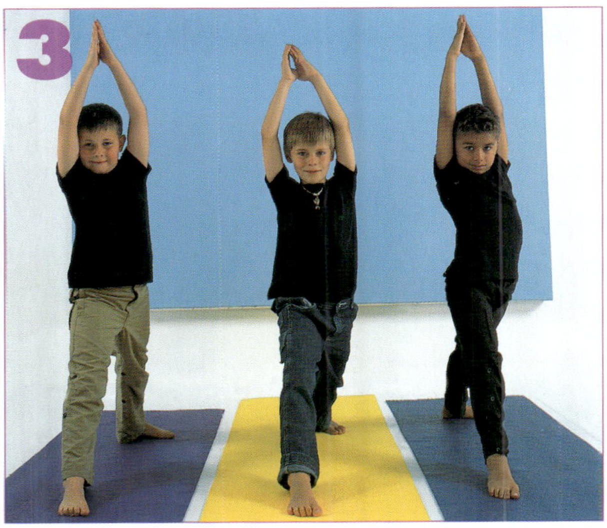

Étirez les faces internes de vos jambes en les écartant comme pour faire remonter les muscles de vos cuisses sur les os. Levez les bras. Tournez le pied gauche vers l'intérieur, faites pivoter pied et hanche droits de 90°, et dégagez la poitrine en tirant les clavicules vers l'arrière.

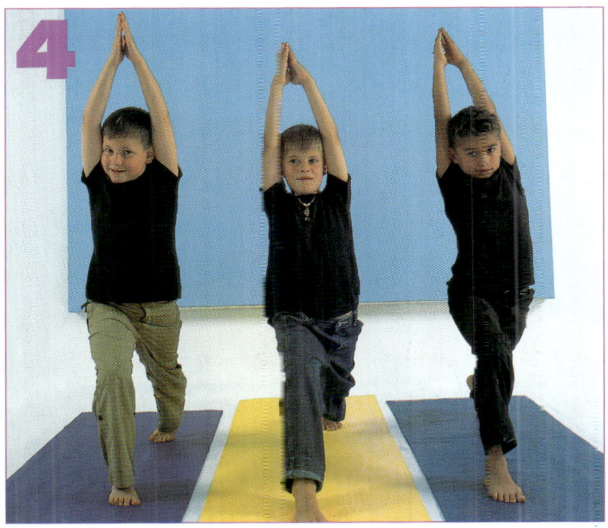

À l'expiration, pliez la jambe droite de 90°. Restez dans cette posture, aussi immobile que possible, et respirez cinq fois. C'est la posture appelée le Guerrier : vous êtes solide comme un roc, concentré(e) et efficace.

5 Inspirez, dépliez les jambes et pivotez pour reprendre la position 2 en abaissant lentement les bras. Une fois prêt, reprenez cette posture, en pliant la jambe gauche.

6 Enfin, inspirez et dépliez les deux jambes pour reprendre la position 2. Ensuite, expirez et, d'un saut, ramenez vos jambes l'une contre l'autre. Reprenez la position Montagne, dos droit.

VIRASANA
LE HÉROS

Alors que les autres postures nécessitent d'être à jeun, celle-ci peut se prendre peu de temps après un repas car, étirant la musculature abdominale et entraînant un massage relaxant des organes internes, elle facilite la digestion. Et quand vous vous renvoyez en arrière, vous fortifiez votre colonne vertébrale tout en l'assouplissant comme un roseau. Par ailleurs, elle épure les organes digestifs et, séparant bien régions pelvienne et thoracique, elle leur ménage l'espace nécessaire sur le plan fonctionnel. Elle détend et dégage la poitrine. Tout en la pratiquant, rappelez-vous que détermination, hardiesse, attention, discernement, dévouement à une cause et ferveur sont les qualités du héros, mais qu'il doit aussi avoir un cœur pour que ses efforts vaillent la peine. Homme ou femme, son choix doit être guidé par l'affectivité, sinon ses remarquables qualités risquent de s'avérer destructrices.

BIENFAITS :

Cette posture, excellente pour les articulations des jambes et des épaules, remédie à la raideur. Faisant le dos solide et souple, elle étire joliment les pieds ; voyez comme elle en façonne la cambrure pour que votre pas soit élastique ! Dans sa variante suptavirasana *(voir la phase 4, ci-contre) – cambrure arrière, fesses reposant sur les talons – elle tonifie particulièrement le dos et augmente l'élasticité des poumons.*

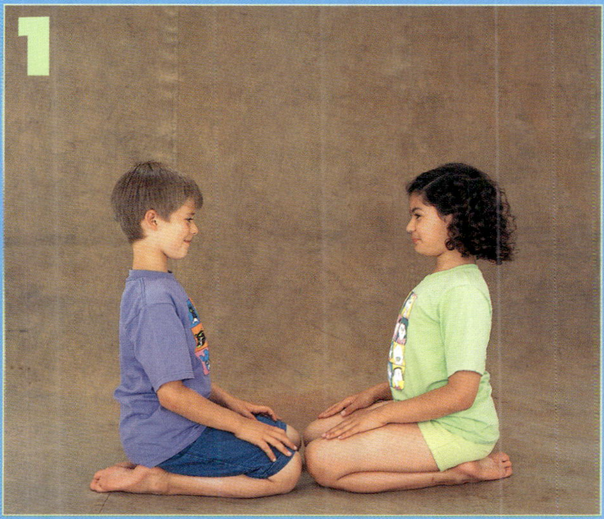

À partir de la Prosternation du chien (voir page 80), agenouillez-vous, puis asseyez-vous entre vos chevilles (*virasana*, ce qui veut dire "héros"). Restez ainsi le temps de cinq respirations.

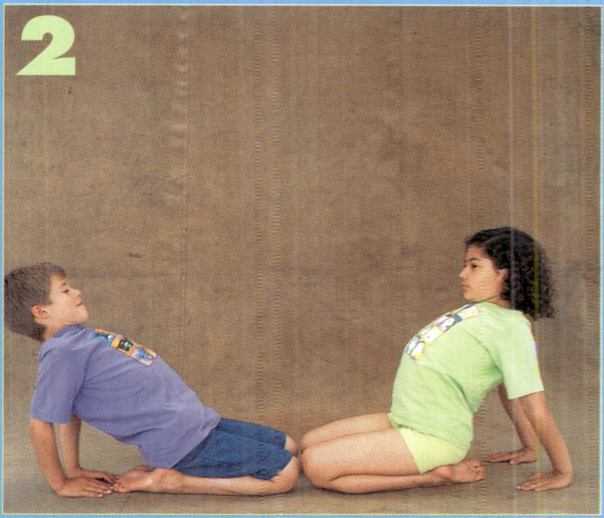

Croisez les doigts derrière vous et tirez les bras en arrière durant cinq respirations. Ensuite, placez vos paumes à plat derrière vous, bras tendus et doigts dirigés vers l'avant.

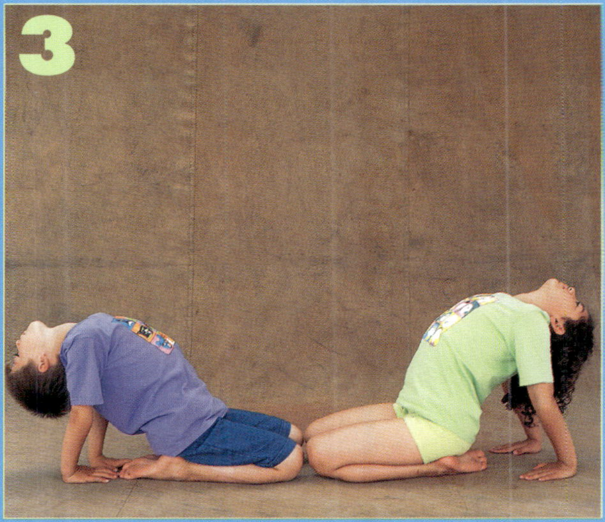

À l'inspiration, renvoyez-vous en arrière en vous cambrant, relevez les clavicules et abaissez doucement la tête. Vos mains supportent votre poids. Restez ainsi le temps de cinq respirations.

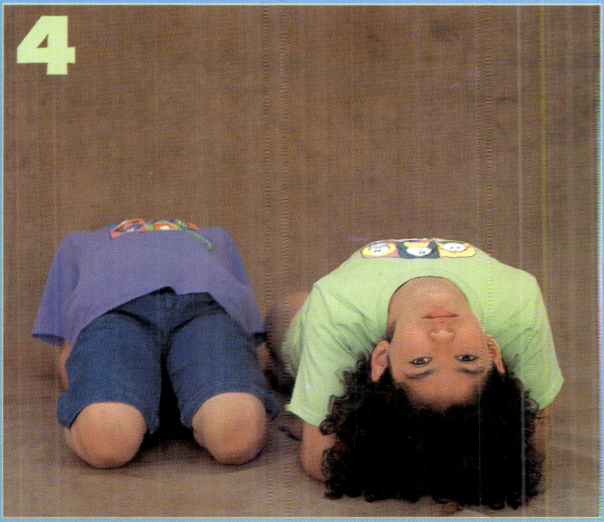

Maintenant, essayez la *suptavirasana* : complètement renvoyé en arrière à la faveur d'une forte cambrure, prenez doucement appui sur les coudes. Bombez le torse et amenez lentement le sommet de votre tête en contact avec le sol.

5 Revenez très lentement à la position de départ, puis reposez votre zone lombaire en adoptant une posture du Loir (voir page 80) très ramassée. Une fois reposé, bâillez et étirez-vous pour vous "secouer".

PASCHIMOTTANASANA

DU SANDWICH

AKARNA

À L'ARCHER

DHANURASANA

Appelé aussi le Téléphone ou l'Arc qui tire, cet enchaînement débute par la *paschimottanasana*, se poursuit par la *dandasana* assise, et s'achève par l'Archer. Le mot *akarna* veut dire "vers l'oreille", raison pour laquelle, en prenant cette posture, vous amenez votre pied près de cet organe. Sur le point d'accéder à l'illumination (mot signifiant "totalement éveillé"), Bouddha s'assit sous l'arbre de sagesse destiné à rester sur terre jusqu'à ce qu'il élucidât les causes des souffrances humaines. Là, maintes fois, il dut surmonter des obstacles qui devaient lui faire perdre l'équilibre. L'un d'eux se présenta sous la forme de flèches. Bouddha, immobile, concentré, les voyant se diriger vers son cœur, s'efforça de rester assis dans une immobilité absolue face à cet assaut ; dès qu'elles touchèrent cet organe vital, elles se transformèrent en fleurs de lotus et tombèrent mollement sur le sol alentour.

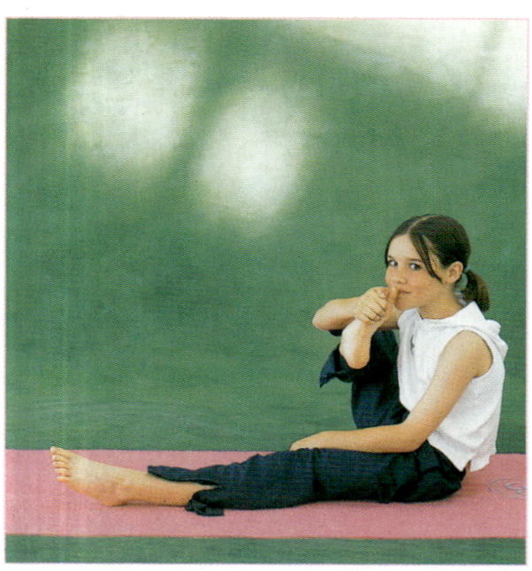

LA VARIANTE DU TÉLÉPHONE

Ramener ses jambes vers soi, comme sur la photo, a quelque chose du mouvement qu'on fait pour saisir un combiné téléphonique. Dans un esprit ludique, n'hésitez pas à émettre un son rappelant une sonnerie. À la troisième, "décrochez" et amenez votre pied droit contre votre oreille. Mais faites vite ! À votre gauche, l'autre téléphone se met à sonner. Maintenant, de votre gros orteil, touchez successivement votre nez, puis votre front ; enfin, faites-lui un gros baiser ! Recommencez des deux côtés.

BIENFAITS :

L'Archer est un échauffement des articulations des hanches qui assouplit la colonne vertébrale, notamment dans sa région lombaire.

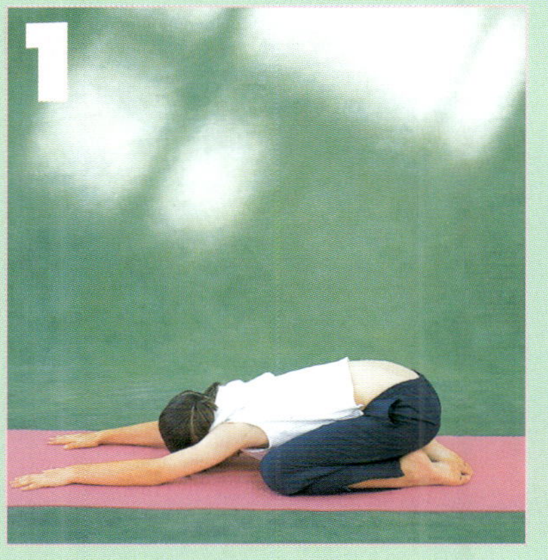

Dans la posture du Loir (voir page 80), tendez les bras vers l'avant en écartant largement les genoux pour délier les hanches.

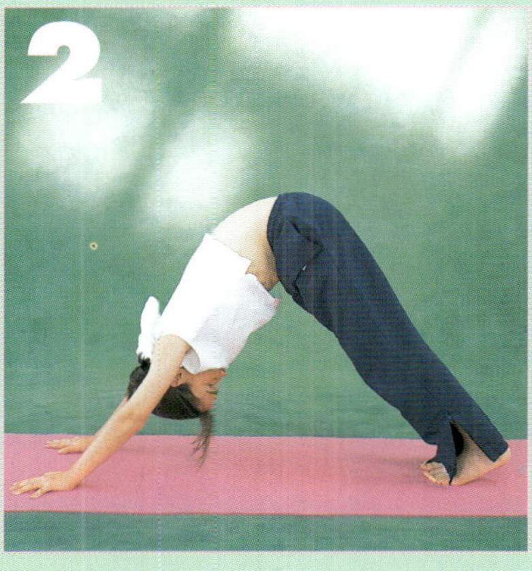

En Prosternation du chien (voir page 80), baissez la tête et poussez vos hanches vers le haut.

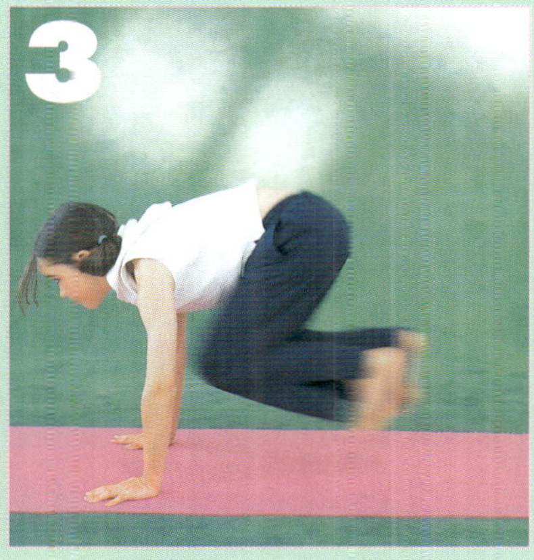

Doigts en éventail, pliez les genoux, regardez devant vous et, d'un saut, projetez vos jambes entre vos bras pour vous asseoir.

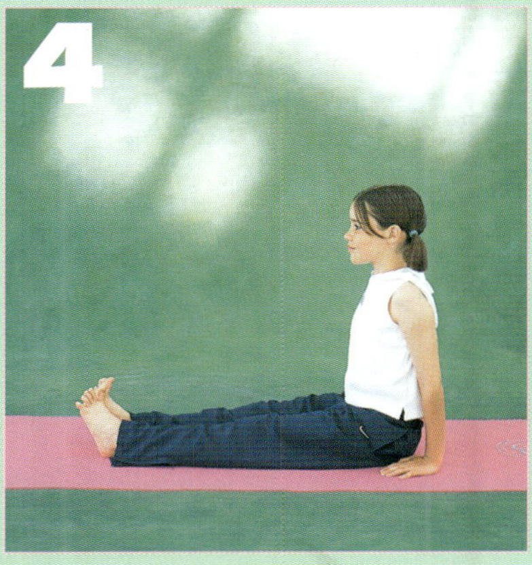

Tendez bien vos jambes. Assis, dos droit et paumes placées latéralement à plat sur le sol, prenez la posture dite du Bâton planté (voir aussi page 35, phase 1) qui, en yoga, est la position assise de base.

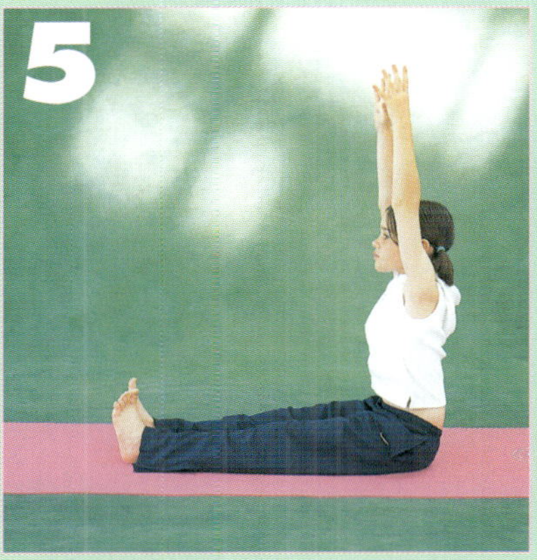

Inspirez, bras tendus à la verticale. Ensuite, expirez et pliez-vous en avant pour saisir vos orteils en essayant d'éviter de courber le dos pour le garder aussi droit que possible.

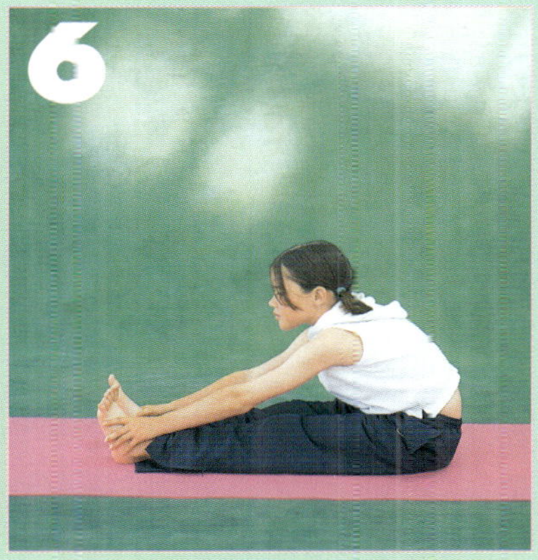

Cette posture s'appelle aussi Harmoniser l'Occident. Pieds fléchis, elle étire le dos (l'"ouest" du corps).

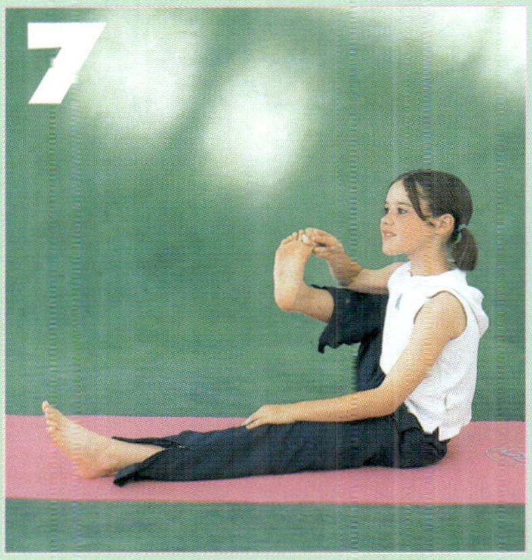

L'ARCHER

Pour passer du Sandwich à l'Archer, saisissez votre gros orteil droit avec les doigts de la main correspondante mis en crochet ; redressez doucement le dos en levant votre jambe droite pliée, et amenez votre pied aussi près que possible de votre oreille droite, comme si vous alliez tirer un carreau d'arbalète. Regardez droit devant vous. Restez ainsi le temps de cinq respirations profondes, la main gauche posée sur la cuisse (ou en soutien de la jambe droite). Ensuite, dépliez-la, reprenez votre équilibre grâce au Bâton planté, puis recommencez, mais en levant le pied gauche.

GARUDASANA L'AIGLE

En sanskrit, le mot *garuda* veut dire à la fois "aigle" et "roi des oiseaux". Certes, cet animal est un grand oiseau chasseur ; ses grandes ailes, sa vue perçante, ses serres acérées et son bec crochu sont parfaitement adaptés à la prédation des petits mammifères, oiseaux et poissons. Dans la fable intitulée "l'aigle et la flèche", Ésope illustre la manière dont, même si nous sommes forts, mais peu vigilants, nous risquons de fournir à notre ennemi l'arme de notre trépas. Dans ce récit, un aigle prenant son essor est repéré par un archer qui bande son arc et lui décoche une flèche qui le blesse mortellement. Tandis qu'il tombe, il reconnaît une de ses plumes dans l'empennage de la flèche... Au cours de votre séance de yoga, vous pouvez associer l'Aigle et l'Archer (voir pages 40-41) pour illustrer cette fable.

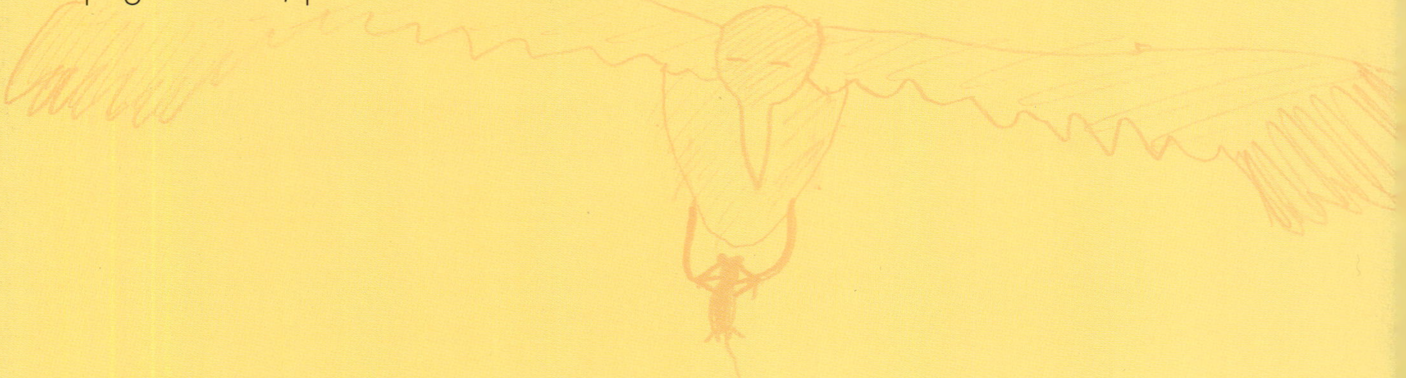

BIENFAITS :

Cette posture en équilibre, difficile à prendre, muscle les jambes en les assouplissant et mobilise les épaules. Vous devez sentir que le haut de votre dos, "débloqué", vous donne l'impression d'avoir, comme un aigle, une grande envergure.

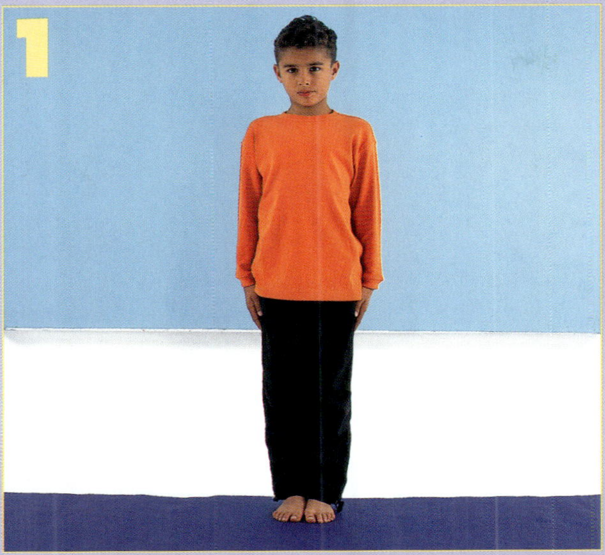

Debout, dans la position de la Montagne (voir page 28), prédisposez-vous à l'équilibre en vous pénétrant mentalement de la force mais aussi de la noble, paisible et discrète élégance de l'aigle s'envolant. Une fois prêt, pliez légèrement les genoux.

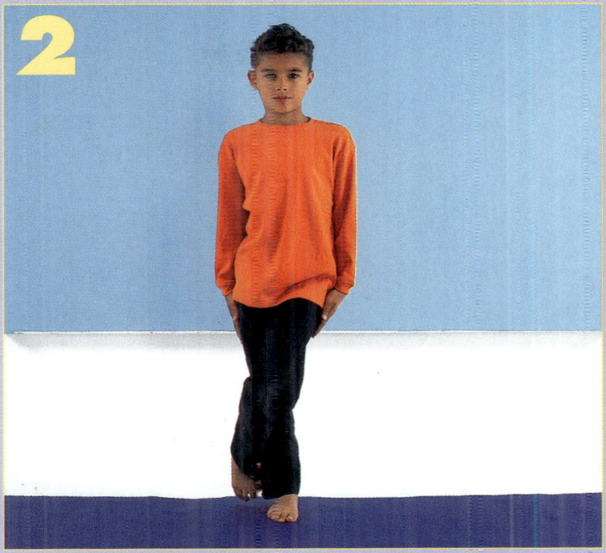

Portant votre poids sur le pied droit, levez le pied gauche et recouvrez votre cuisse droite avec la gauche en essayant d'enrouler votre pied gauche autour de votre mollet droit. Restez ainsi, en appui sur la jambe droite.

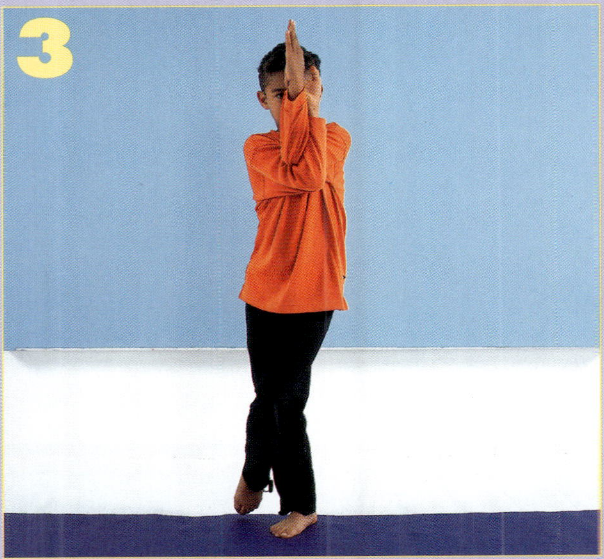

Maintenant, croisez vos bras au niveau des coudes et enroulez votre main gauche autour de la droite en pressant leurs paumes. Restez en équilibre, regardez droit devant vous, et respirez profondément dix fois, même si vous avez du mal à garder l'immobilité. Décroisez bras et jambes pour revenir à la position de départ.

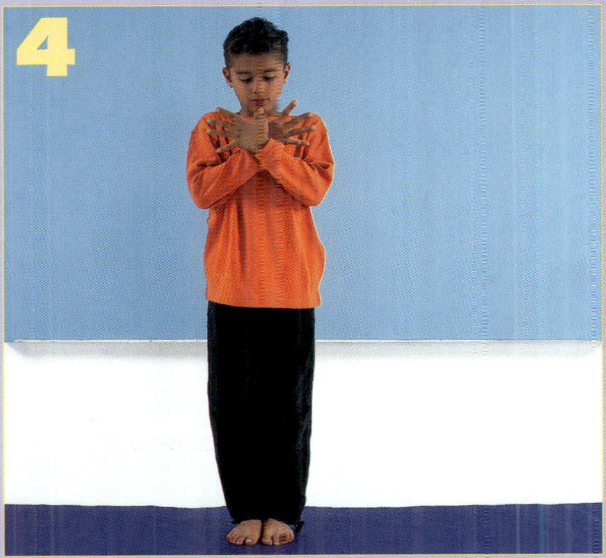

Variante manuelle : si vous êtes mal à l'aise ou avez du mal à garder l'équilibre, optez pour le mudra Garuda. D'aplomb sur les deux pieds, croisez les avant-bras devant votre poitrine, paumes tournées vers vous. Puis, les doigts écartés comme des rémiges, croisez les pouces et respirez profondément cinq fois.

LA GRUE
BAKASANA

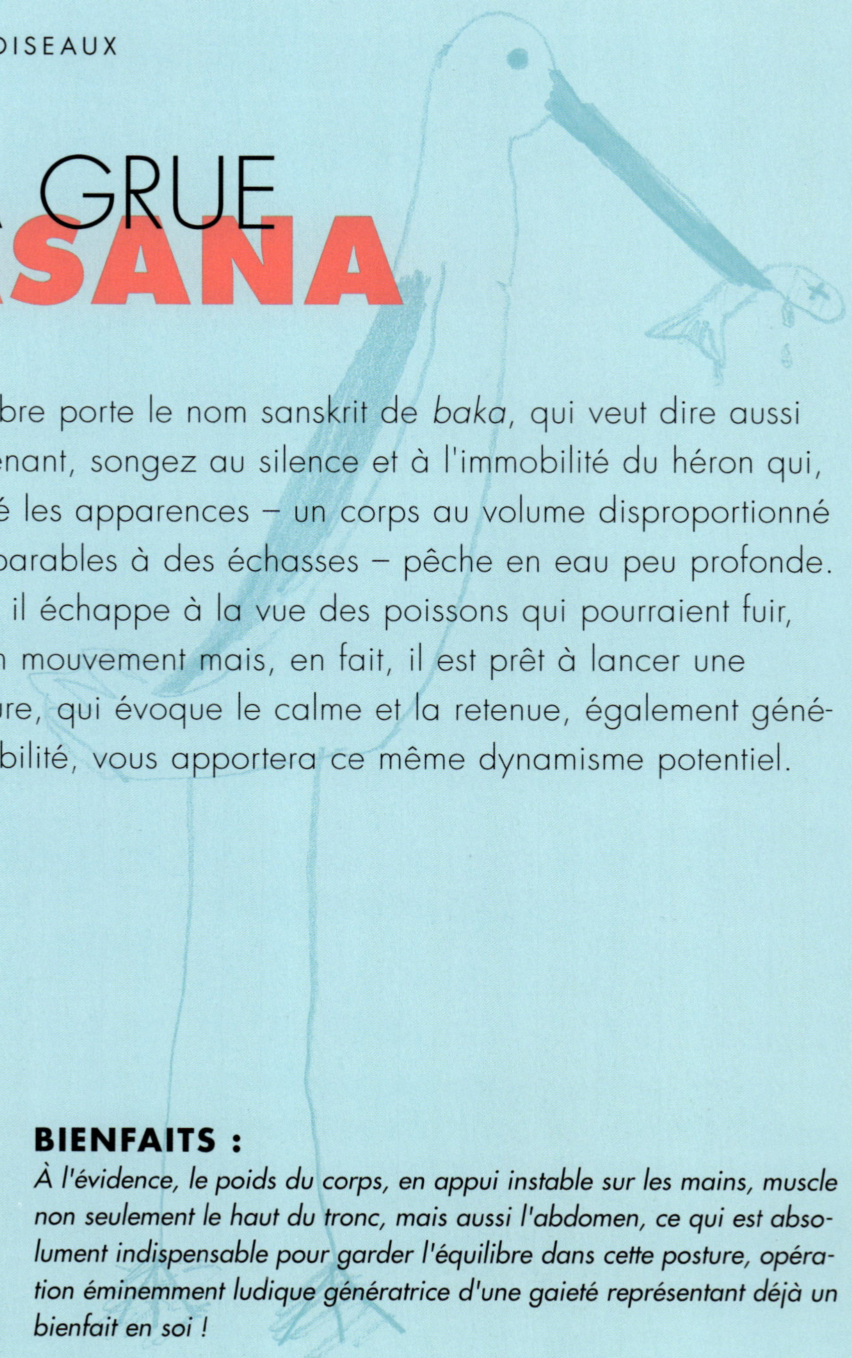

Cette posture en équilibre porte le nom sanskrit de *baka*, qui veut dire aussi "échassier". En la prenant, songez au silence et à l'immobilité du héron qui, en parfait équilibre malgré les apparences – un corps au volume disproportionné porté par des pattes comparables à des échasses – pêche en eau peu profonde. Debout, inerte, semble-t-il, il échappe à la vue des poissons qui pourraient fuir, effrayés par une ombre en mouvement mais, en fait, il est prêt à lancer une attaque éclair. Cette posture, qui évoque le calme et la retenue, également génératrice d'énergie et de stabilité, vous apportera ce même dynamisme potentiel.

BIENFAITS :

À l'évidence, le poids du corps, en appui instable sur les mains, muscle non seulement le haut du tronc, mais aussi l'abdomen, ce qui est absolument indispensable pour garder l'équilibre dans cette posture, opération éminemment ludique génératrice d'une gaieté représentant déjà un bienfait en soi !

1

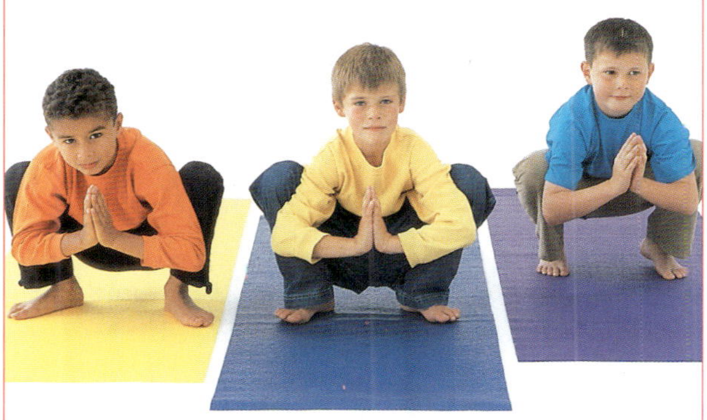

Afin de vous échauffer, accroupissez-vous et regardez droit devant. Vos pieds doivent être tournés vers l'avant, talons et plantes en contact avec le sol. Pressez vos paumes l'une contre l'autre, en position de prière.

2

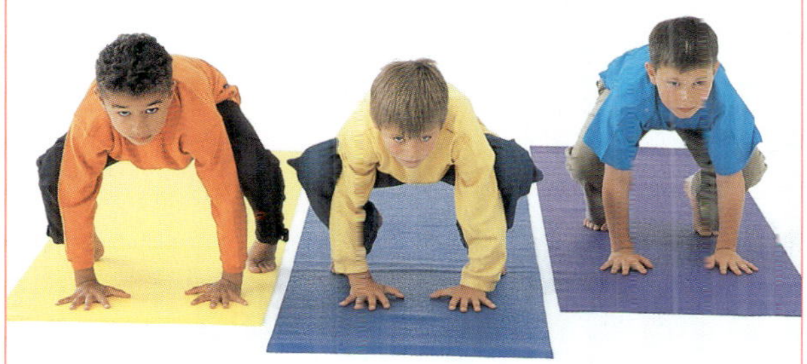

Posez les mains d'aplomb sur le sol, en avant des pieds, doigts en éventail – imaginez qu'ils représentent les longs doigts de la patte d'une grue debout dans la vase d'un cours d'eau. Pliez les bras pour fournir un soutien à vos genoux. Penchez-vous en avant, et placez le gros de votre poids en appui sur les mains.

3

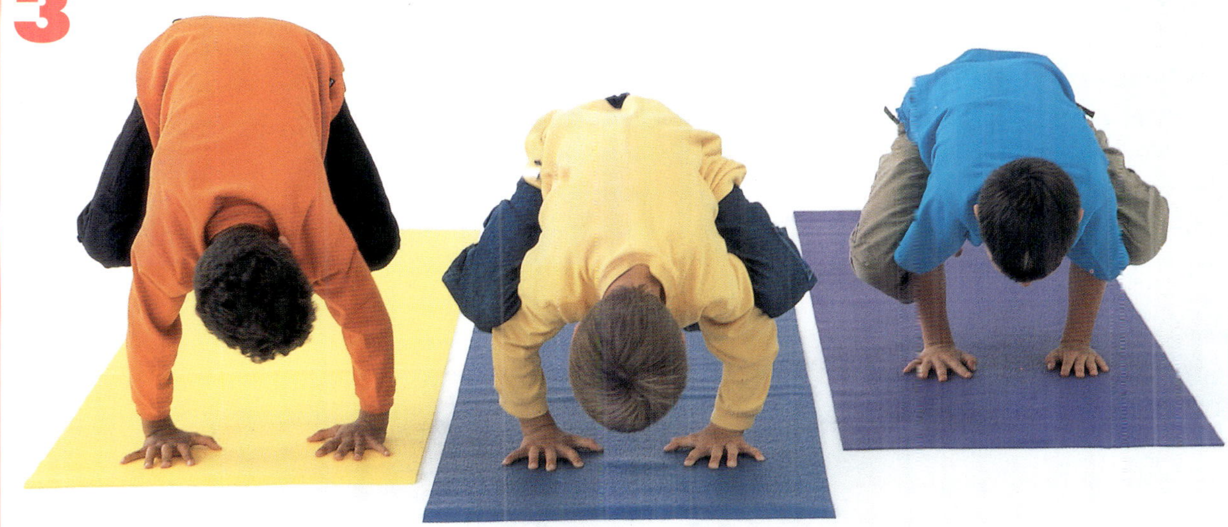

Décollez lentement les talons jusqu'à ce que seuls vos orteils soient en contact avec le sol, votre poids étant de plus en plus porté par vos mains, avant d'essayer de faire en sorte que vos pieds ne touchent plus le tapis. Une fois en équilibre, regardez devant vous et respirez profondément cinq fois. Revenez doucement à la position initiale.

HAMSASANA LE CYGNE

Certes, en sanskrit, le mot *hamsa* veut dire "cygne" mais le nom authentique de cette posture est *eka-pada* (signifiant "un pied") *rajakapotasana*, "le roi des pigeons" car ici le thorax, projeté vers l'avant, évoque une carène. Je l'ai appelée le cygne parce que l'effort d'étirement est fourni à hauteur de la musculature cervicale. On peut la prendre de plusieurs façons, mais celle que je vous propose reproduit, de profil, l'élégante et longue courbure du cou de cet oiseau fier. Si vous la pratiquez en face à face avec un partenaire, elle vous permettra de réaliser une gracieuse figure. Auparavant, vous aurez peut-être envie de lire *Le vilain petit canard*, de Hans Christian Andersen, récit apprécié des enfants. Il vous rappellera ceci : c'est seulement en s'acceptant qu'on peut s'épanouir, mais aussi en étant patient, car les progrès ne sont pas forcément rapides. Tous les êtres humains peuvent accéder à la magnificence des cygnes à condition d'attendre calmement que leurs plumes blanches remplacent les autres, brunes, courtes et disgracieuses, et qu'ils ne confondent pas l'être et le paraître, ce qui ferait leur malheur.

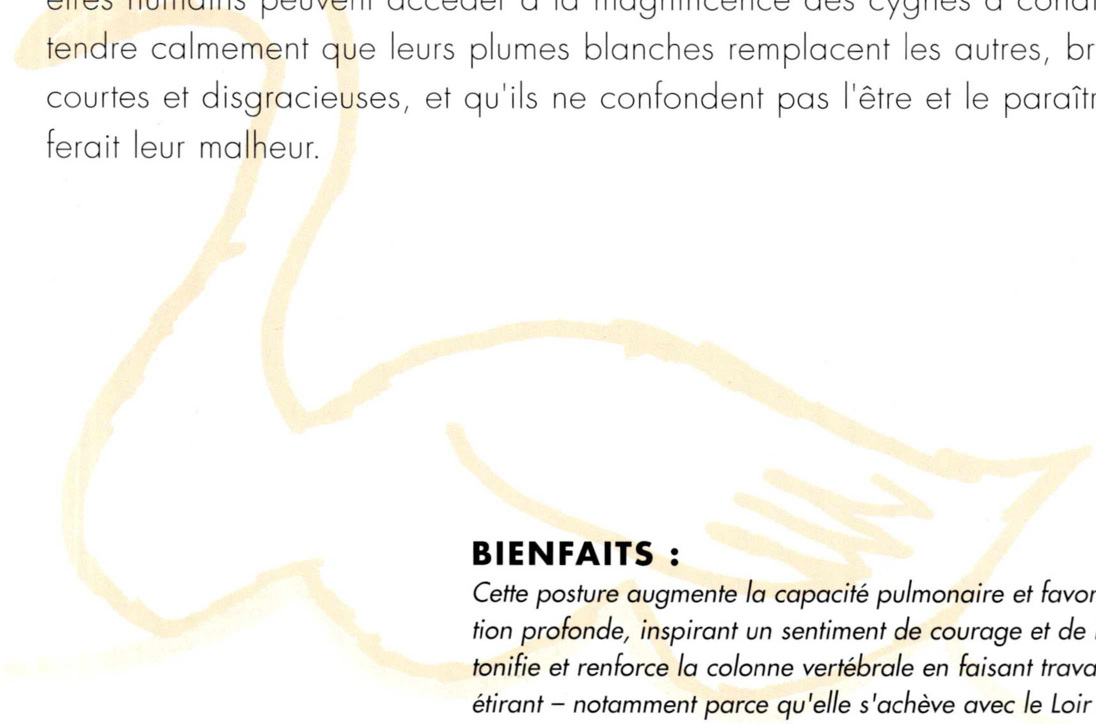

BIENFAITS :

Cette posture augmente la capacité pulmonaire et favorise la respiration profonde, inspirant un sentiment de courage et de lucidité. Elle tonifie et renforce la colonne vertébrale en faisant travailler et en étirant – notamment parce qu'elle s'achève avec le Loir dressé (voir page 81) – la musculature dorsale, du cou au bassin.

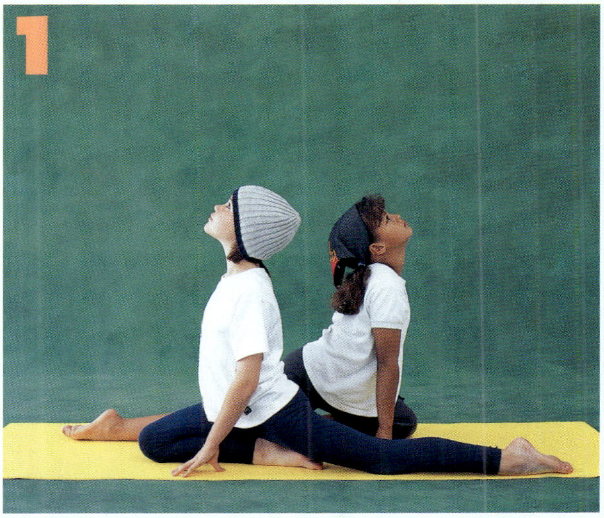

À genoux, placez les mains à côté d'eux, extrémités des doigts en appui sur le sol. Tout en vous haussant sur le bout des doigts, glissez votre jambe gauche vers l'arrière en l'étirant, et plaquez votre talon droit contre votre cuisse gauche, orteils dirigés vers l'arrière. Veillez à ce que votre genou droit soit dans l'alignement de votre jambe gauche, et à être assis sur votre talon droit.

Redressez lentement buste et tête en conservant les mains – ou au moins le bout des doigts – en appui sur le sol, bras tendus. Allongez le cou et incurvez-le joliment tout en respirant lentement et profondément. Regardez vers le haut en veillant à garder un visage détendu, et imaginez-vous en roi (reine) des cygnes glissant fièrement sur l'onde argentée d'un lac. Restez ainsi le temps de cinq respirations.

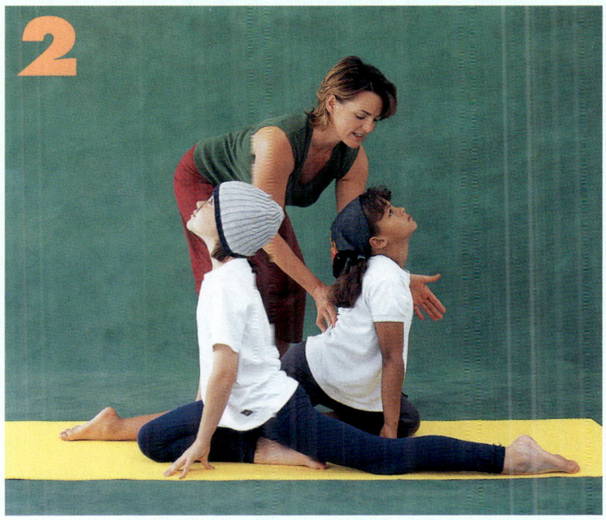

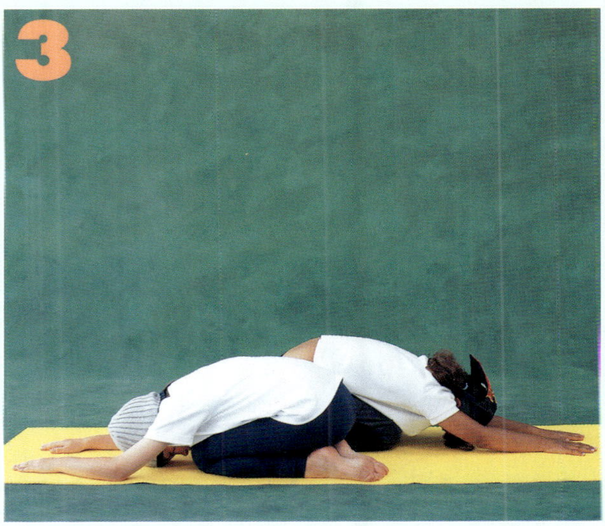

Après vous être cambré pour prendre la posture du cygne, ramenez le genou gauche à côté du droit, et faites le dos rond en vous ramassant sur vous-même dans la position du Loir pour détendre votre musculature dorsale et reposez-vous – la posture du Loir dressé constitue un remarquable étirement relaxant qui contribue à l'amélioration de la statique rachidienne (voir page 80-81). Recommencez, mais avec la jambe droite tendue vers l'arrière.

NATARAJASANA

LE ROI DE LA DANSE

Cette posture est ainsi appelée parce qu'en sanskrit *nata* veut dire "danseur" et *raja*, "dieu" ou "roi". À noter qu'elle convient mieux aux préadolescents. L'hindouisme énonce que Shiva était le roi de la danse et du silence mystique. Ayant vécu sur le mont Kailash, éminence sacrée himalayenne, il aurait manipulé son corps de 840 000 façons, chacune représentant un animal différent. Ces mouvements, ou *asanas*, remplirent son corps de *prana*, c'est-à-dire d'"énergie pure" et lui permirent de transcender mentalement la banalité de l'univers matériel. L'élégance et l'agilité de ses chorégraphies ont inspiré maintes sculptures indiennes en pierre et en bronze.

BIENFAITS :

Cette posture, qui développe l'équilibre et la grâce, est aussi un véritable défi. Elle muscle les jambes, mobilise épaules et thorax, de même qu'elle étire la colonne vertébrale et lui donne une courbure harmonieuse.

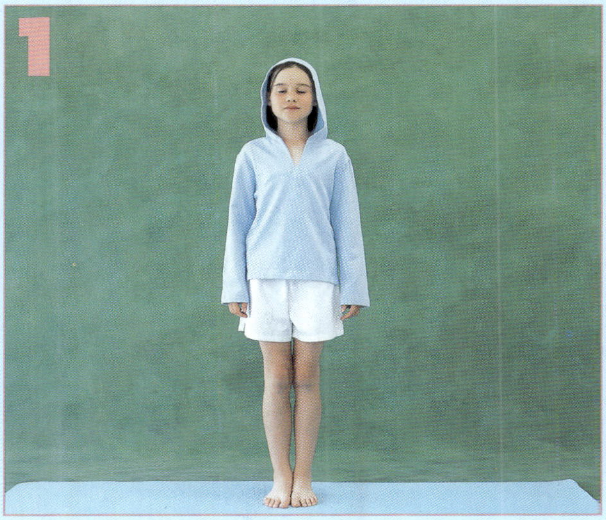

La première phase s'appelle la Cigogne, aussi commencez par vous mettre debout, dans la position Montagne (voir page 28), et concentrez-vous pour respirer lentement et régulièrement. Elle vous dynamisera et vous calmera pour que vous vous enraciniez solidement dans la terre qui vous porte.

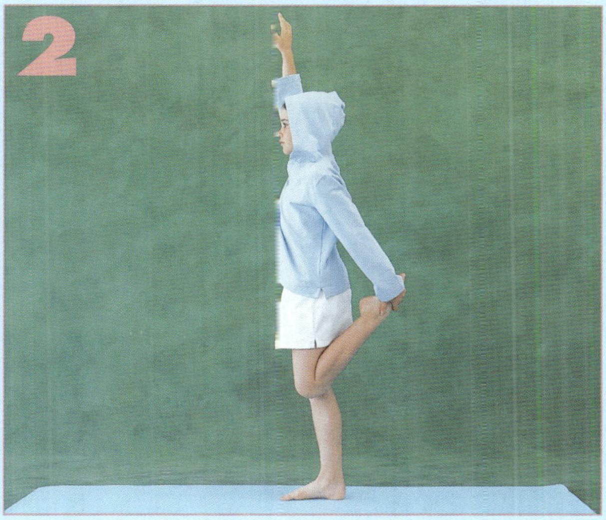

Tout en portant votre poids sur la jambe droite, pliez lentement la jambe gauche pour saisir le pied correspondant. Ensuite, tendez le bras droit à la verticale. Regardez droit devant vous en fixant un point immobile, et continuez à respirer régulièrement en veillant à conserver un visage serein. C'est la position de la Cigogne.

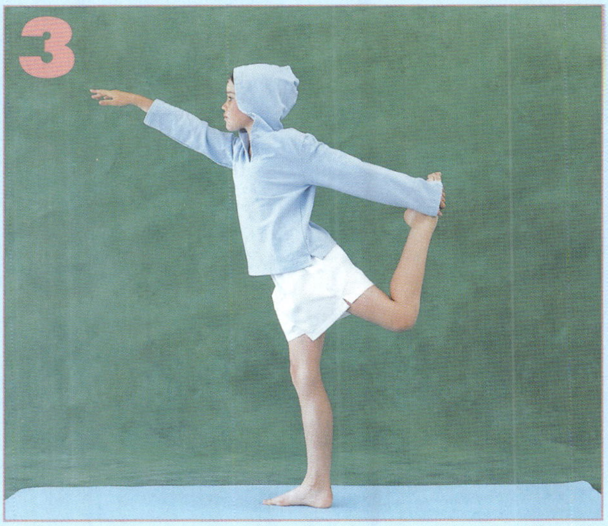

Maintenant, prenez la posture le Roi de la danse : penchez-vous lentement en avant tout en étendant le bras droit et en pliant la jambe gauche pour la saisir avec la main correspondante, ce qui fait adopter à la colonne vertébrale une courbure analogue à celle du Cygne (voir pages 46-47), si ce n'est qu'ici vous êtes en équilibre sur une jambe. Redressez le buste et respirez profondément cinq fois de suite.

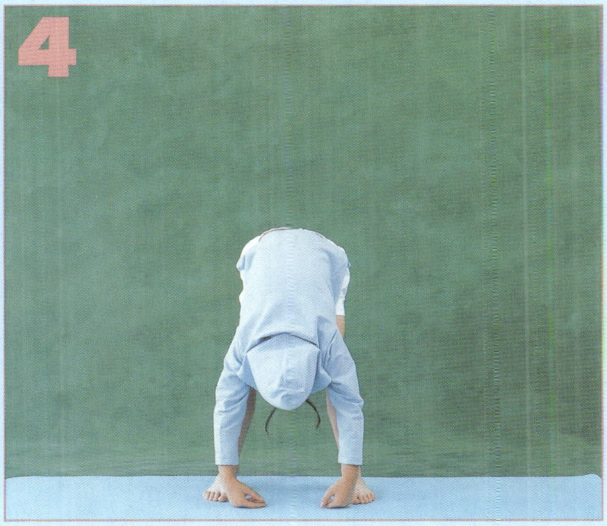

Ramenez doucement votre jambe gauche au sol tout en rabaissant le bras droit. Détendez-vous et laissez tomber le haut du corps en avant comme une poupée de chiffon (voir page 36) le temps de cinq respirations, pour relâcher et reposer votre musculature dorsale. Ensuite, afin d'étirer autant l'autre côté du corps, répétez les mêmes mouvements, mais avec jambe droite et bras gauche avant de vous relaxer à nouveau.

MAYURASANA
LE PAON

Cette posture, qui est l'introduction à la suivante, fait appel à une position particulière des mains augmentant la résistance des poignets à l'effort. Déjà assez élaborée, elle exige la présence et l'aide d'un adulte en raison de la prudence et de la concentration qui s'imposent. Familiarisez-vous parfaitement avec elle avant de passer au Paon dansant. De tous les oiseaux, le mâle, à la parure irisée violette, bleu-vert, turquoise et or, ainsi qu'aux nombreuses plumes caudales formant un grand éventail quand il fait la roue, est le plus spectaculaire. Mais cet exhibitionnisme n'est pas un événement quotidien car, en général, sa queue glisse derrière lui, constellée de joyaux ressemblant à la traîne d'une robe de couronnement. Avant de vous concentrer sur cet exercice d'équilibre, songez à son élégance et à son port altier.

BIENFAITS :

Si cette première posture et celle du Paon dansant permettent d'acquérir un excellent équilibre, elles musclent remarquablement le buste, les bras, les poignets et les épaules, elles font, comme celle de la Grue (voir pages 44-45) ou de la Luciole (voir pages 58-59), exclusivement appel aux bras.

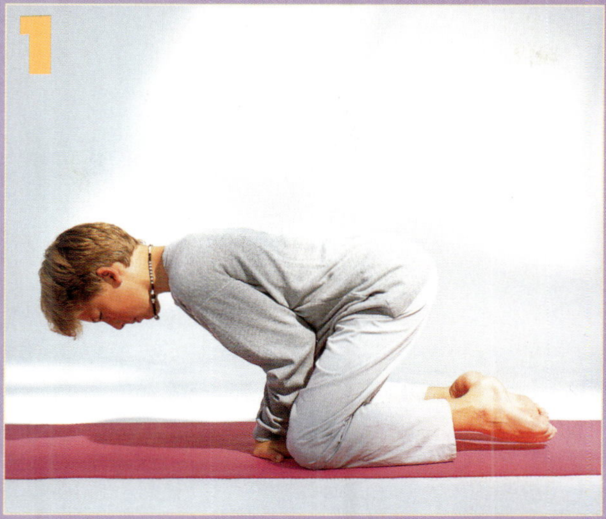

À quatre pattes, comme dans la posture du Chat (voir pages 78-79), placez vos paumes écartées à plat sur le sol, presque entre vos genoux, doigts tournés vers vous, pour que l'intérieur de vos poignets soit dirigé vers l'avant. Mettez vos doigts en éventail, comme les serres d'un oiseau de proie car, sur le point de placer tout votre poids en équilibre sur les mains, ces dernières doivent constituer une base solide.

Bras pliés, dirigez vos coudes vers votre abdomen, penchez-vous en avant, avant-bras joints, et prenez partiellement appui sur les genoux. Poitrine posée sur les bras, placez vos coudes en soutien, et au centre, de la zone abdominale inférieure. Portez lentement et prudemment votre buste en avant, en équilibre sur les mains, dans un mouvement faisant basculer votre corps (vous devrez peut-être, pour trouver l'équilibre, poser votre front sur le tapis).

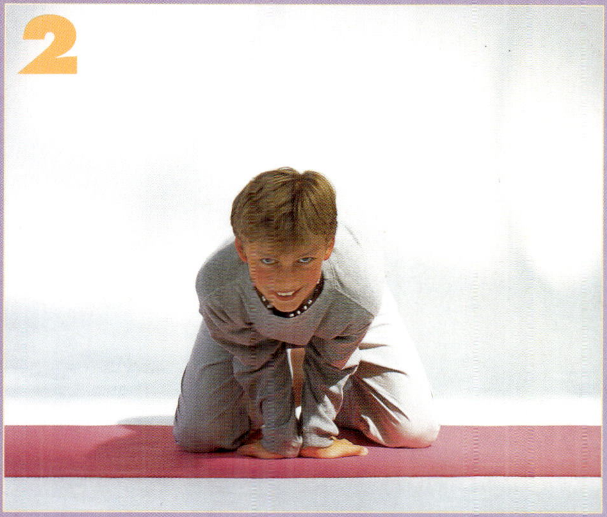

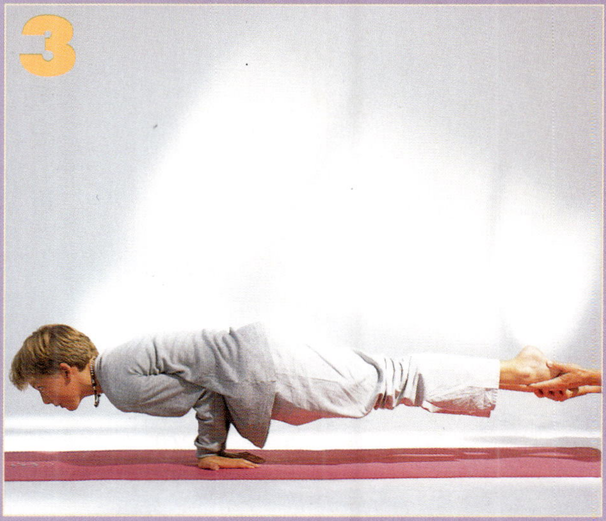

Les genoux toujours en contact avec le sol, regardez devant vous et imaginez-vous paré de plumes caudales éclatantes et dressées, tel un grand éventail. La pratique aidant, vous serez certainement tenté d'essayer (mais avec l'aide d'un adulte) d'étendre les jambes à l'horizontale, le corps droit et parallèle au sol.

LE PAON DANSANT PINCHA MAYURASANA

Cette posture ne convient qu'aux préadolescents, car elle exige une certaine maturité, aussi l'enfant doit-il y être initié par un adulte vigilant, même si, très vite, et l'ayant mieux assimilée, il préfère la pratiquer seul en s'appuyant contre un mur. En sanskrit, *mayura* veut dire "paon" et *pincha*, "menton" ou "plume". Cette spectaculaire mise en équilibre sur les coudes mime la parade du paon dont la queue, constellée d'ocelles analogues à des yeux, ressemble à celle d'une comète. Quand, à la saison des amours, il l'ouvre comme un éventail et la secoue, les ocelles tremblent et chatoient, éblouissant les paonnes qui donnent l'impression d'être en transe ; elles choisissent alors les mâles arborant le plus d'ocelles. Soyez fier de vous en prenant cette posture – tel le paon voulant attirer l'attention – car elle vous donnera confiance en vous. Vous pouvez aussi imaginer que vous êtes un paon indien qui, durant la mousson d'été, danserait, dit-on, pour sécher ses plumes caudales au vent lorsqu'elles traînent dans les flaques d'eau.

BIENFAITS :

Outre ceux de la page 50, le Paon dansant est un véritable bain dynamisant pour le cerveau, dont il améliore l'irrigation sanguine – et donc l'oxygénation – tout en soulageant le cœur.

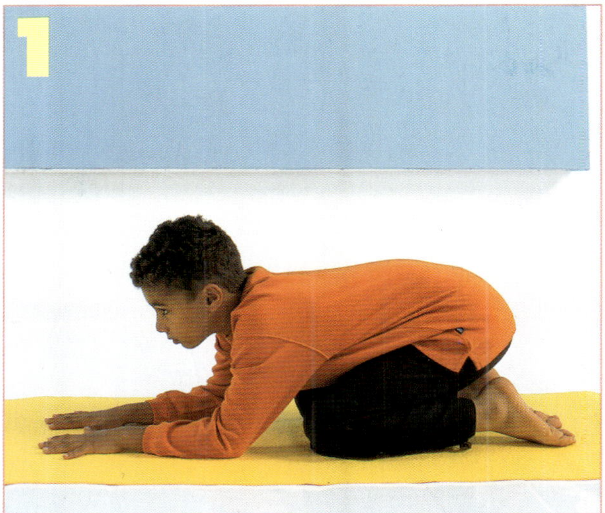

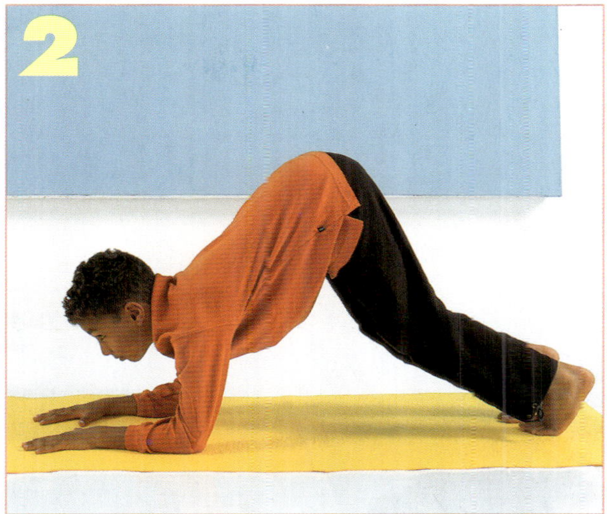

Agenouillé, placez coudes, avant-bras et paumes sur le tapis, devant vous. Puis, tendez et écartez bien les doigts comme ceux d'un paon, pouces se touchant. Afin d'assurer un équilibre stable, sensibilisez-vous au contact que vous avez avec le sol.

En appui sur les coudes, levez les fesses (queue du paon), comme dans la Prosternation du chien (voir page 80). Tête redressée, étendez les jambes vers l'arrière et remontez encore les fesses, vos orteils étant seuls en contact avec le sol, en introduction à la posture du Paon dansant. Calmez-vous en respirant cinq fois profondément.

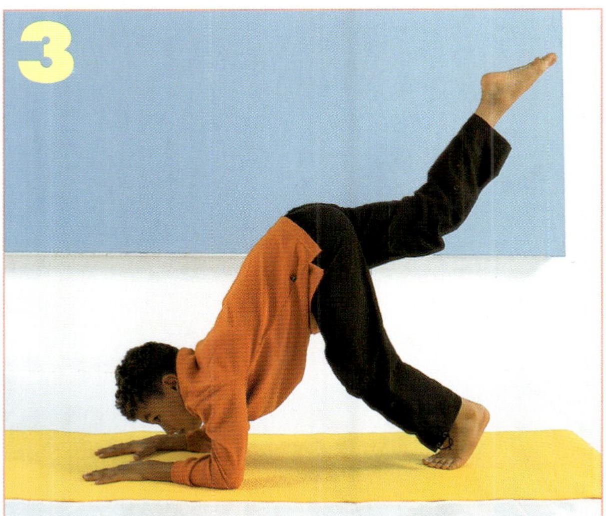

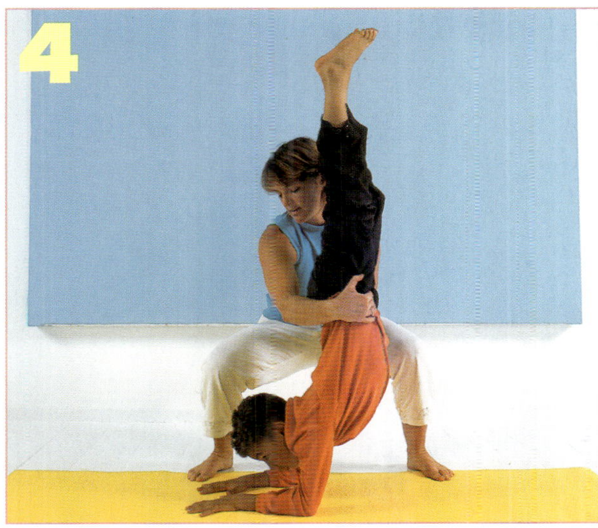

Tendez jambes et pieds droits vers le haut, orteils dans leur prolongement. Restez ainsi le temps de cinq respirations. Rabaissez lentement votre jambe et répartissez votre poids également entre vos deux membres inférieurs. Faites de même avec la jambe gauche. Enfin, sans oublier à chaque fois respirations et levers successifs des jambes, répétez l'enchaînement.

Avec l'aide d'un adulte, essayez d'adopter la posture complète mais, en cas de douleurs, surtout, arrêtez-vous. En équilibre sur les coudes, projetez une jambe à la fois vers le haut pour qu'on puisse attraper les deux et les tenir sans risque. Étirez vos orteils à la verticale, pieds joints, et levez les épaules loin des oreilles. Respirez trois fois, et reprenez lentement la posture du Loir (voir page 80).

BHUJANGASANA
LE COBRA

Les reptiles sont des créatures pleines de mystère, silencieuses et parfois meurtrières, qui se déplacent en zigzag, prenant appui sur les obstacles pour se propulser. Ils perçoivent leur environnement par la peau, et leur langue, qu'ils font jaillir et disparaître comme l'éclair, leur indique la proximité d'une proie ou d'un danger. Chez eux, la mue s'effectue trois à sept fois par an, d'un seul tenant, par simple desquamation de la peau précédente, laissant apparaître la suivante. Animaux calmes et hypersensibles, d'ordinaire ils s'enfuient à l'approche des humains. Si l'un d'eux vous mord, sachez qu'il s'est probablement senti en danger parce que, traversant son territoire, vous n'avez pas suffisamment prêté l'oreille ou regardé devant vous. Notre but, à nous yogis, est de faire ressembler notre colonne vertébrale à celle d'un reptile, souple, exempte de blocages et très solide. Dans cette posture, qui la cambre beaucoup tout en étirant les muscles abdominaux, nous mimons un serpent quand il se redresse, renvoyant la tête en arrière, prêt à frapper sa proie.

BIENFAITS :

Cette posture tonifie et consolide la colonne vertébrale tout en améliorant sa statique. Elle dégage bien le thorax, favorisant la respiration profonde, et donc l'oxygénation du sang. Le Cobra nous rend courageux car, la poitrine, haute et dégagée, permet de respirer librement, évacuant toute peur.

1

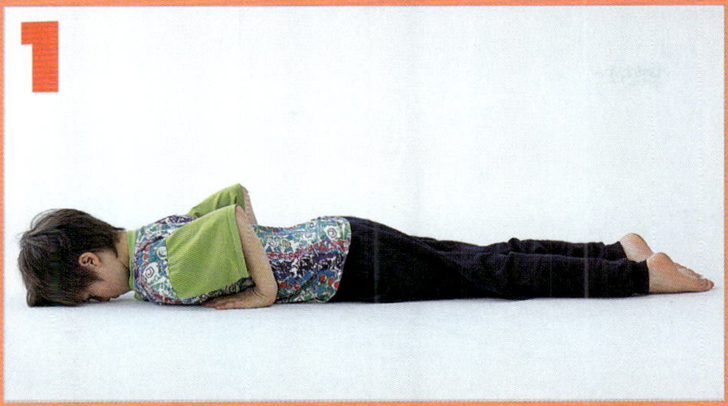

Allongé, front reposant sur le sol pour détendre le cou, paumes à plat sur le tapis à hauteur de la taille, et doigts dirigés vers l'avant, tendez pieds joints et orteils vers l'arrière.

2

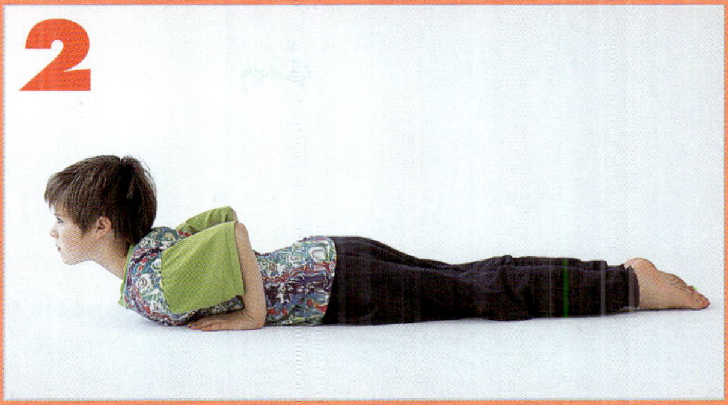

À l'inspiration, poussez résolument vos paumes vers le bas. Songez au serpent, et regardez vers le haut en redressant tête et cou. Lentement et prudemment, commencez à soulever votre buste.

3

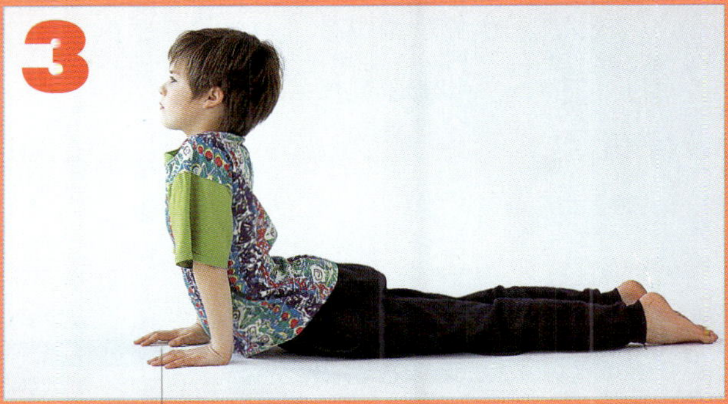

Poursuivez l'élévation régulière du tronc tout en remontant les épaules vers l'arrière, puis la poitrine, pour que votre dos soit cambré et vos bras tendus.

4

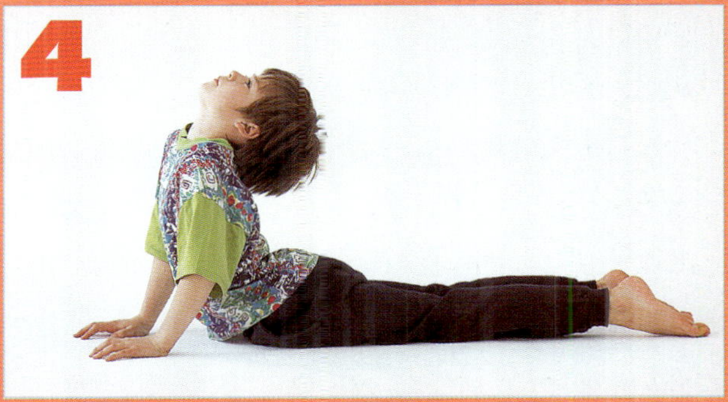

Inspirez profondément et renvoyez la tête en arrière pour accentuer au maximum la cambrure de votre colonne vertébrale, sans contrainte mécanique. Sensibilisez-vous au fait que votre poitrine se dégage et que vos poumons s'élèvent en se dilatant. Restez ainsi le temps de cinq respirations.

5

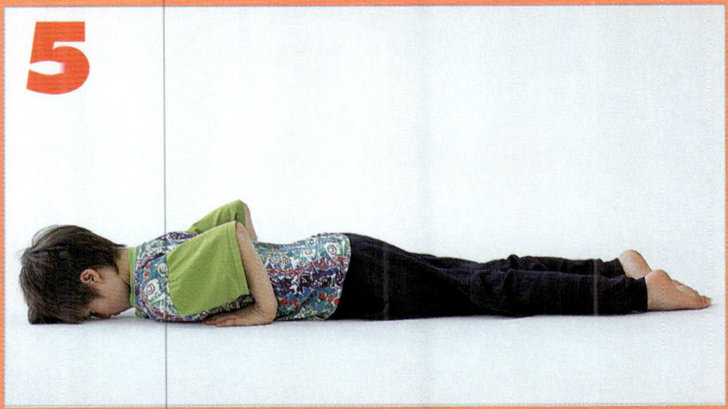

À l'expiration, pliez les bras pour ramener lentement tête et tronc au sol et vous reposer. Détendez-vous durant cinq respirations profondes, front contre le sol, avant de recommencer.

6

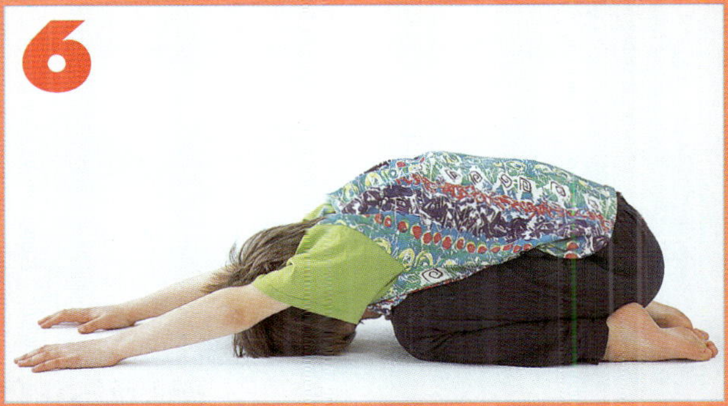

Prenez la posture du Cobra trois fois, puis ramenez vos hanches sur les talons avant d'étendre les bras devant vous pour vous reposer en mimant le Loir ou le Loir dressé (voir pages 80-81) le temps de dix respirations. Enfin, agenouillez-vous.

LE LION SIMHASANA

En sanskrit, *simha* veut dire "lion", nom qui a été donné à cette posture dédiée à Narasimha, l'homme-lion. Dans le film *Le Magicien d'Oz*, le magicien avait la réputation d'une puissance invisible et terrifiante. Or, dans ce récit, bien que le courage soit traditionnellement associé au lion, celui-ci était paralysé à l'idée de rencontrer le magicien. Le fauve avait honte parce que, censé être doué d'un puissant rugissement qui effrayait les gens, il semblait avoir perdu toute aptitude à rugir si bien qu'il avait également perdu son courage. Mais le magicien, tout aussi terrorisé que lui, pour se protéger, se cacha derrière de hauts murs et apprit à crier très fort. La vérité est qu'il était très seul et qu'il avait très peur aussi ! Comme le lion le découvrit, la peur est un état d'esprit ; or, cette posture contribue à éliminer toute peur et négativité, pour les remplacer par le dynamisme, le courage et la confiance en soi. Elle est également tout indiquée quand on est en colère ou frustré, car elle dissipe les tensions et favorise la relaxation.

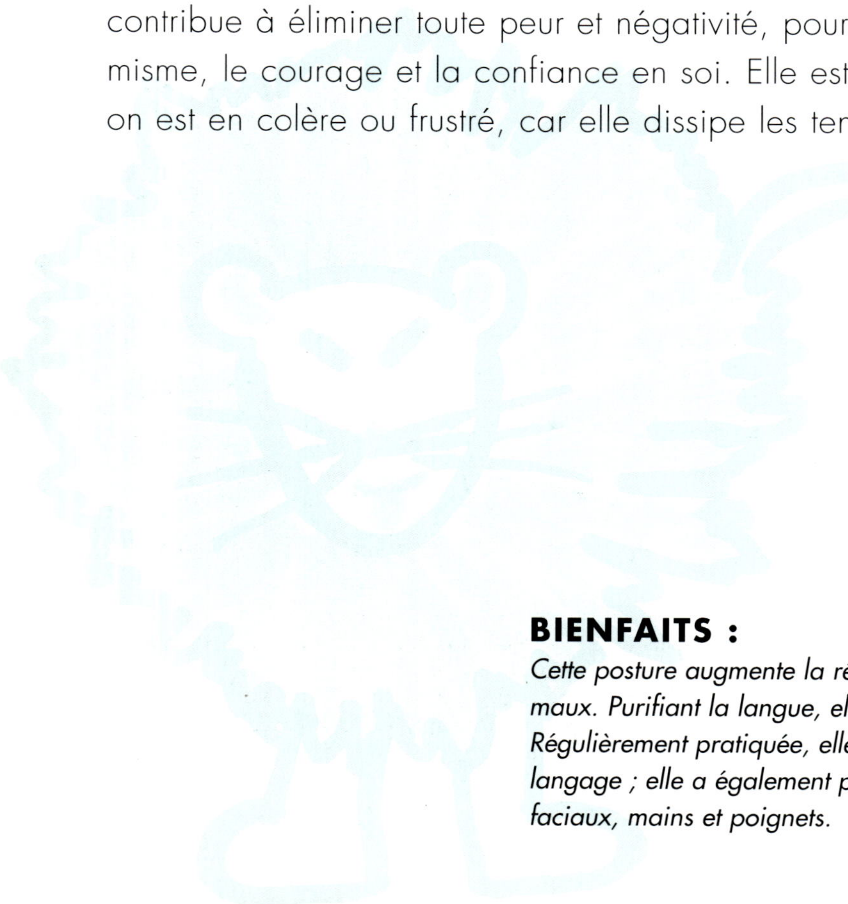

BIENFAITS :

Cette posture augmente la résistance de la gorge dont elle prévient les maux. Purifiant la langue, elle remédie à la mauvaise haleine ! Régulièrement pratiquée, elle améliore la prononciation, et donc le langage ; elle a également pour effet de détendre et régénérer muscles faciaux, mains et poignets.

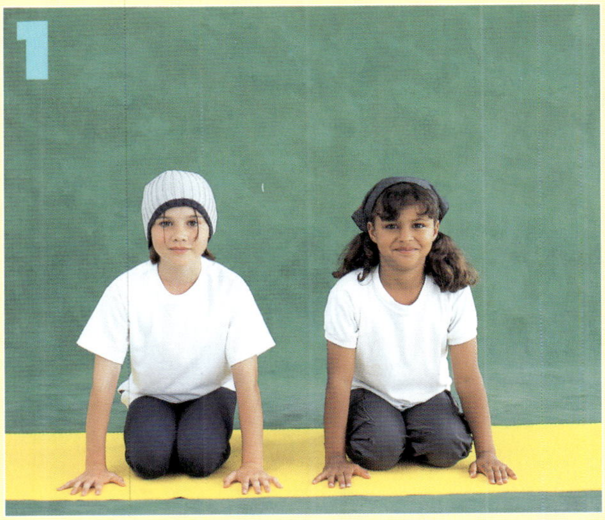

Préparez-vous en vous agenouillant sur le tapis, mains sur les genoux, et redressez-vous en remontant la poitrine. Ensuite, inclinez le tronc en avant en veillant à ce que votre dos reste aussi droit que possible, et placez les mains sur le sol, près des genoux. Songez à la force du roi de la jungle.

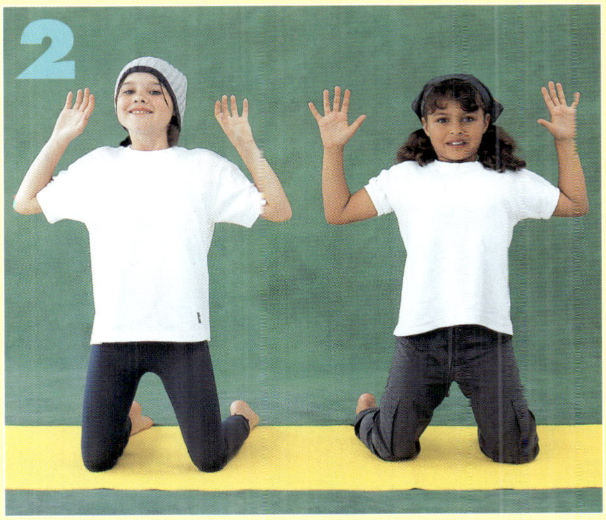

À l'inspiration, toujours agenouillé, redressez-vous complètement. Levez les mains à hauteur de la tête, écartées d'une largeur d'épaule, les doigts en éventail, comme les griffes d'un lion dressé sur les pattes de derrière. Gardez les jambes pliées à angle droit en évitant de vous pencher en avant à hauteur des hanches pour détendre la région lombaire.

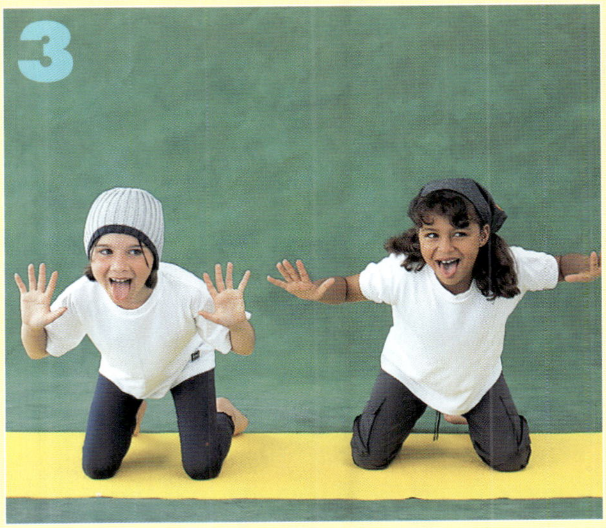

À l'expiration, pliez-vous vers l'avant à hauteur des hanches, ouvrez grand la bouche comme pour émettre un puissant rugissement et, de la langue, essayez de toucher votre menton. Ce faisant, mimez les griffes du fauve, en repliant les doigts. Restez quelques instants dans cette position menaçante jusqu'à ce que vous ayez rejeté un volume d'air maximum.

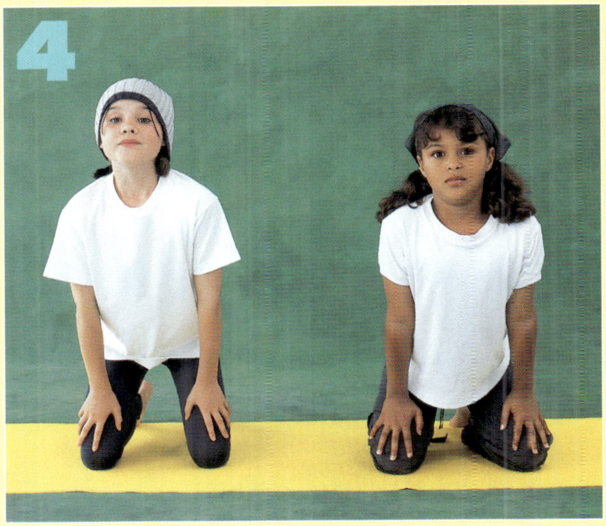

Maintenant, rentrez votre langue, puis relâchez visage, bras et mains. Réagenouillez-vous, paumes à nouveau sur les genoux, comme au départ. Respirez cinq fois avant et reprenez cette posture quatre fois de suite en essayant de grandir un peu plus chaque fois pour acquérir un sentiment de pouvoir.

TITTIBHASANA LA LUCIOLE

Le mot *tittibhasana* renvoie à un insecte comme la luciole ou le ver luisant, qui émet une faible lueur la nuit, moment où il est magique de se trouver en forêt quand ces coléoptères rougeoient silencieusement parmi les arbres comme autant de lampions. Mais pourquoi donc les lucioles s'illuminent-elles ? C'est le moyen simple qu'elles emploient pour attirer les mâles ! Des cellules spéciales, les photocytes, présentes sur la zone inférieure dépourvue d'ailes de leur abdomen – qui renferment de la luciférine et de la luciférase, signifiant "porteur de lumière", comme Lucifer, l'ange déchu ; en latin, *lux* signifie "lumière", et *ferre*, "porter" – émettent des éclairs pour indiquer leur position.

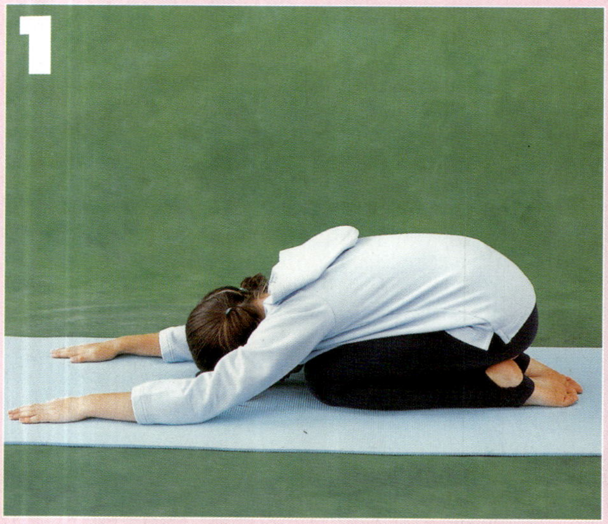

Prenez la posture du Loir (voir pages 80-81). Songez au cycle vital de l'insecte qui le mène du stade de ver luisant à celui de luciole afin de le mimer en déployant progressivement vos ailes après la phase plutôt calme caractérisant la chrysalide (voir aussi le demi-Papillon, page 34).

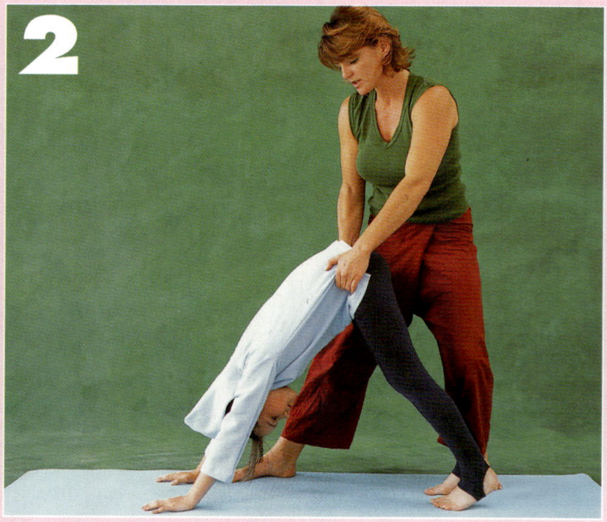

Ensuite, mettez-vous en Prosternation du chien, phase 2 (voir page 80). Dégagez les épaules avant de respirer régulièrement et profondément pour vous préparer à l'exercice d'équilibre ultérieur. Calme et concentré, préparez-vous à sauter !

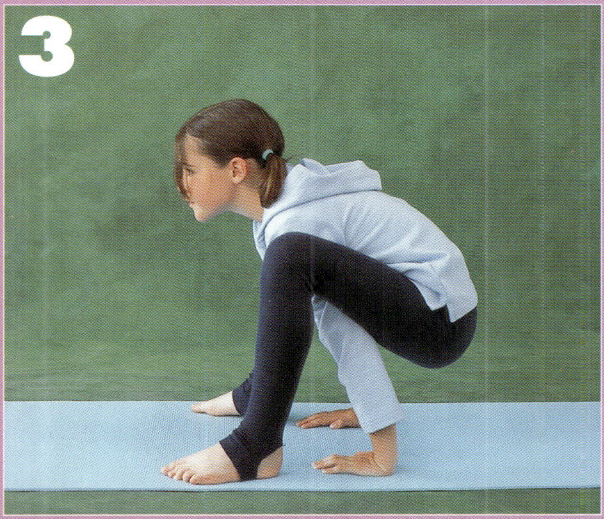

Dépensez votre énergie à la faveur d'un saut amenant les genoux près des épaules de telle sorte que les pieds touchent le sol latéralement ou en avant des mains, comme si vous vous accroupissiez. Regardant droit devant vous, essayez de mettre vos cuisses en équilibre sur vos bras, puis glissez doucement vos épaules entre les jambes pour que ces dernières les compriment.

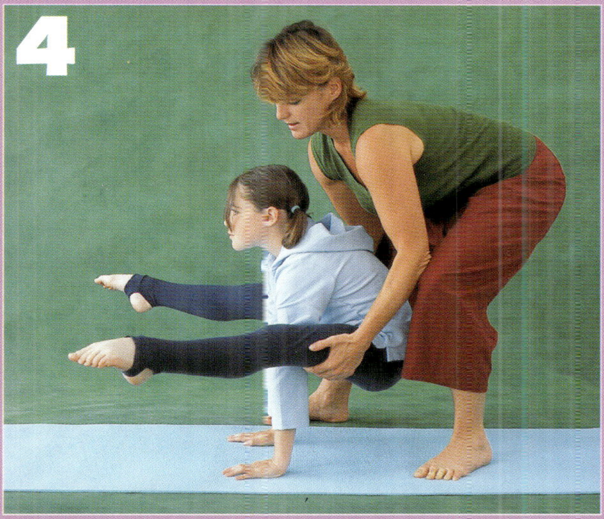

Maintenant, vous devrez probablement vous faire aider d'un adulte. Étendez vos jambes écartées devant vous, à l'horizontale, pieds et orteils en extension avant puis, en équilibre sur les mains, respirez cinq fois. Levez vos orteils aussi haut que possible pour rapprocher votre coccyx du sol, ce qui abaisse votre centre de gravité et améliore l'équilibre.

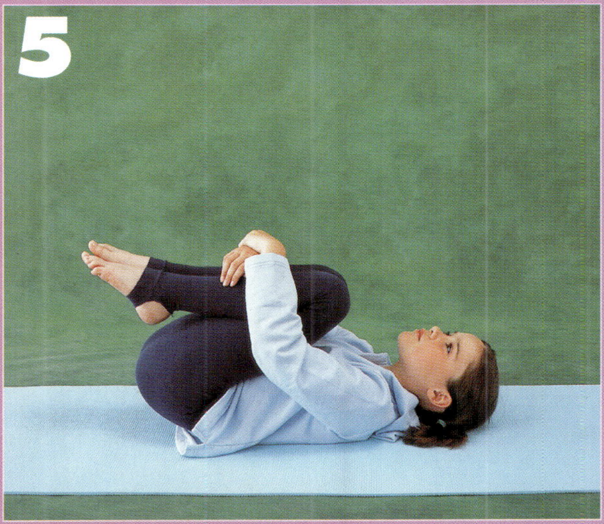

Pour conclure, ramenez lentement les pieds au sol et allongez-vous sur le dos, dans la position du Hérisson (voir page 23). Respirez profondément dix fois de suite. Ne vous inquiétez pas s'il vous est impossible de garder longtemps l'équilibre, si toutefois vous y parvenez. La pratique aidant, si vous continuez à respirer et restez concentré, vous progresserez.

BIENFAITS :

La Luciole et autres équilibres sur les bras musclent le haut du corps. Cette posture masse l'abdomen et le purifie, de même que la colonne vertébrale subit une forte élongation avant. Si apprendre à porter son poids sur les mains est un défi passionnant, le rire est au rendez-vous, ce qui est toujours excellent.

USTRASANA

LE CHAMEAU

Il vit dans les déserts, zones arides, stériles et sauvages où peu d'animaux et de plantes survivent. Il est parfaitement adapté aux sévères conditions de son milieu naturel : ses bosses lui permettent de stocker les graisses, et ses narines se ferment en cas de tempête de sable, de même que ses larges sabots plats sont idéaux pour franchir de longues distances dans le sable. Également capable d'absorber de grandes quantités d'eau, il peut s'abstenir de boire pendant des jours, puisant dans ses réserves. Bien qu'étant devenu la bête de somme de l'être humain, cet élégant "navire du désert" évoque la fierté, la force, voire inspire un certain mysticisme. Dans le désert du Sinaï, existe une montagne célèbre qu'on peut gravir de nuit – à condition d'être en forme – pour assister au lever du soleil ; son sommet se prête d'ailleurs magnifiquement à la méditation ! Cela représente trois heures d'une ascension difficile, avec pour récompense du thé et une couverture à l'arrivée ; mais si vous êtes fatigué, n'hésitez pas, moyennant une très modique somme, à achever la course à dos de chameau. C'est vraiment une expérience formidable, sous le ciel bleu nuit parsemé d'éclatantes petites étoiles, bercé par le pas de l'animal et le cliquetis des grelots ornant son harnais.

BIENFAITS :

Cette posture assouplit la colonne vertébrale tout en lui conférant une excellente statique, ce qui, à l'avenir, évite d'avoir le dos voûté. Elle délie les épaules, dégage la poitrine, de même qu'elle étire et masse la musculature abdominale.

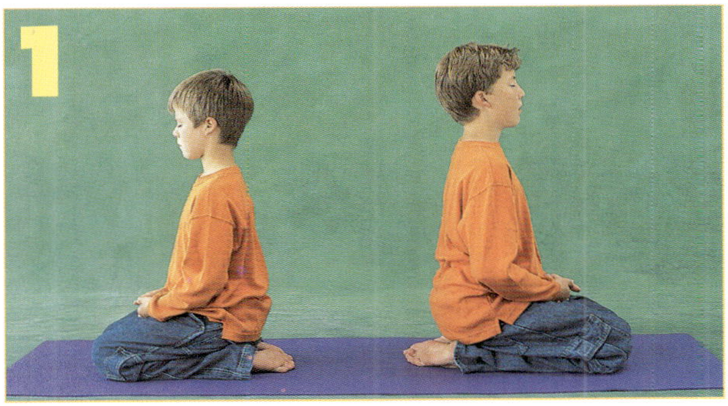

Agenouillé sur le tapis, mains posées sur le haut des cuisses et pieds sous les fesses, respirez trois fois profondément pour vous détendre et vous concentrer.

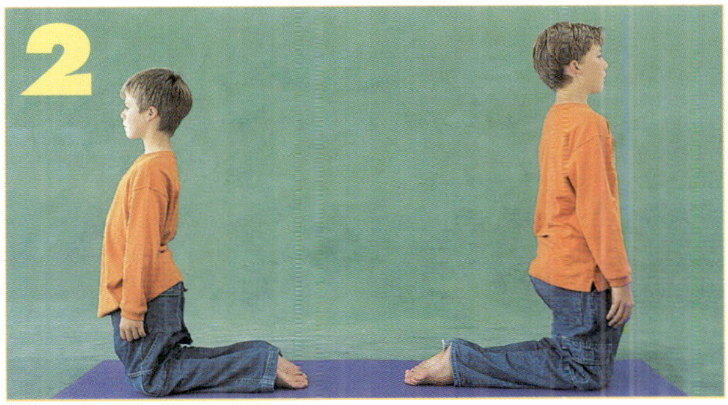

Dressez-vous sur les genoux, dos rectiligne, et regardez devant vous. Bras détendus le long du corps, respirez à nouveau trois fois profondément.

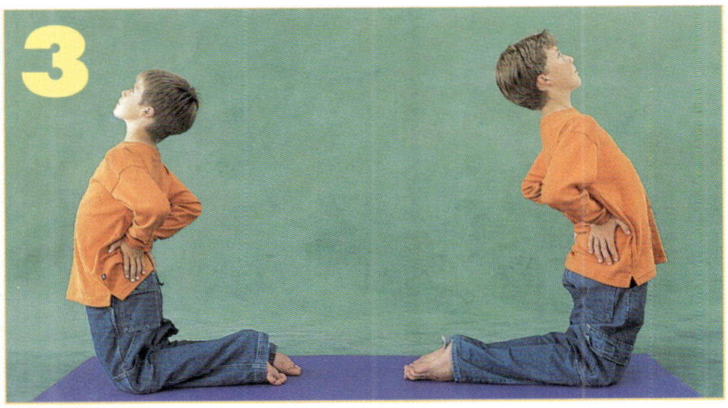

Remontez votre poitrine, mains posées sur les reins, doigts dirigés vers le sol. Puis, sans forcer, tirez autant que possible vos coudes vers l'arrière.

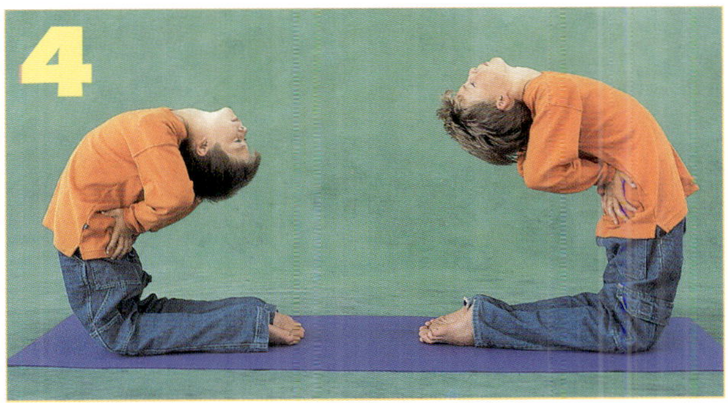

Tibias et dessus des pieds toujours en contact avec le sol, reculez les hanches et cambrez-vous tout en tirant les épaules vers l'arrière et le buste vers le haut.

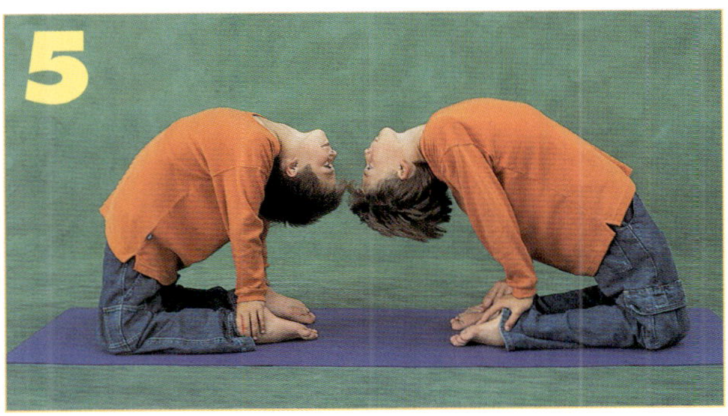

Cambrez-vous encore un peu plus pour, bras tendus, toucher vos pieds avec les mains. N'oubliez pas de pousser votre buste vers le haut. Restez ainsi le temps de dix respirations profondes, puis laissez retomber votre tête doucement en arrière pour détendre la musculature cervicale.

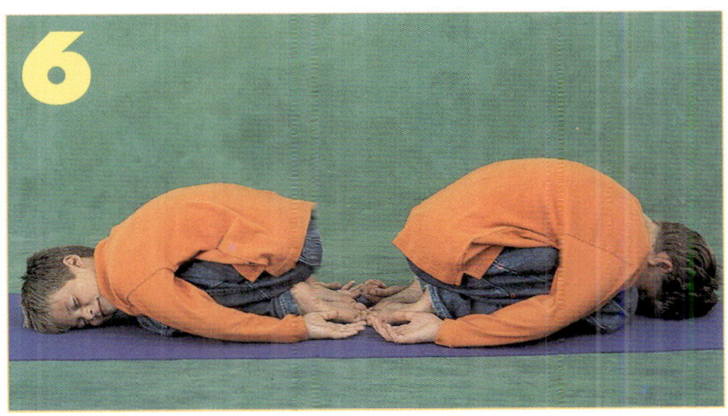

Amenez lentement votre menton contre votre poitrine puis, mains soutenant vos reins, redressez-vous. Prenez la posture du Loir (voir page 80) pour vous détendre, et respirez aussi lentement que possible.

SALABHASANA

LE CRIQUET

Cette posture ressemble à celle du Crocodile (voir page 72), mais les positions des mains sont différentes. Cet insecte, notamment l'espèce migratrice, vole pour fuir les climats rigoureux, trouver de l'eau, ou se reproduire. Ils forment parfois d'énormes essaims – de véritables nuées – qui obscurcissent le ciel et, à l'occasion, dévorent les récoltes.

L'ARAIGNÉE PARACHUTISTE

Si vous avez déjà pratiqué le vol libre, vous comprendrez que j'ai ajouté cette posture dans un esprit ludique. L'araignée occupée à tisser sa toile illustre bien le yoga du karma, dans lequel concentration et attention jouent un rôle majeur.

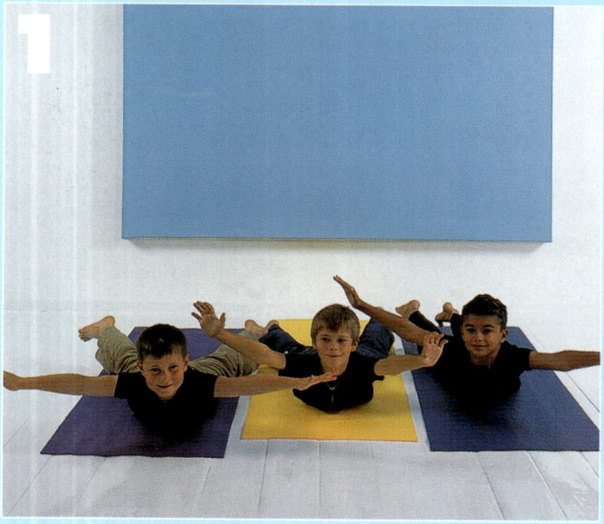

À plat ventre, tête baissée, inspirez profondément puis, à l'expiration, étendez les bras latéralement et écartez les jambes autant que possible tout en relevant la tête, le buste et les cuisses pour vous mettre en équilibre sur le nombril.

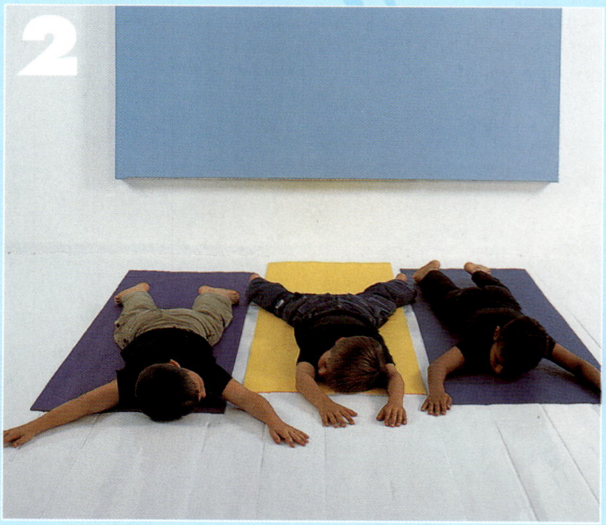

Si possible, restez ainsi le temps de cinq respirations, comme si vous voliez, telle l'araignée ayant achevé le tissage de sa toile argentée. Puis, reprenant contact avec le sol, étalez-vous, détendez-vous et souriez, savourant la sensation induite.

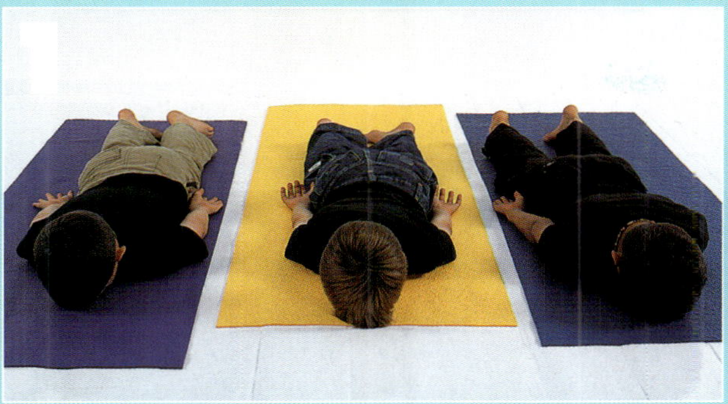

Allongé de tout votre long, front contre le sol, mains le long du corps et paumes tournées vers le haut, imaginez-vous en chrysalide dormant dans son cocon avant d'éclore, insecte parvenu à l'âge adulte. Restez dans cet "état léthargique" le temps de cinq respirations.

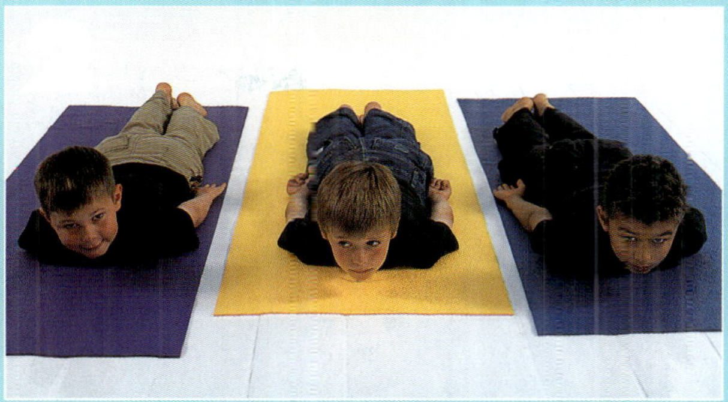

Maintenant, inspirez, décollez le front du sol et regardez devant vous comme dans la posture du Cobra (voir pages 54-55) en vous raidissant, bras toujours le long du corps. Étendez les jambes, orteils dirigés vers l'arrière, comme la queue d'un criquet.

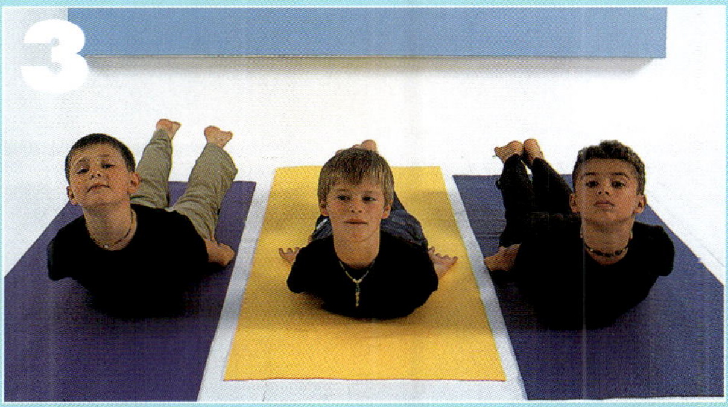

Levez les jambes et décollez le buste du sol en tirant vos épaules vers l'arrière pour faire ressembler votre corps à un arc bandé, en veillant à ne pas plier les genoux. Mains en appui sur le tapis, respirez profondément cinq fois de suite. Revenez à la position initiale et relaxez-vous. Recommencez trois fois.

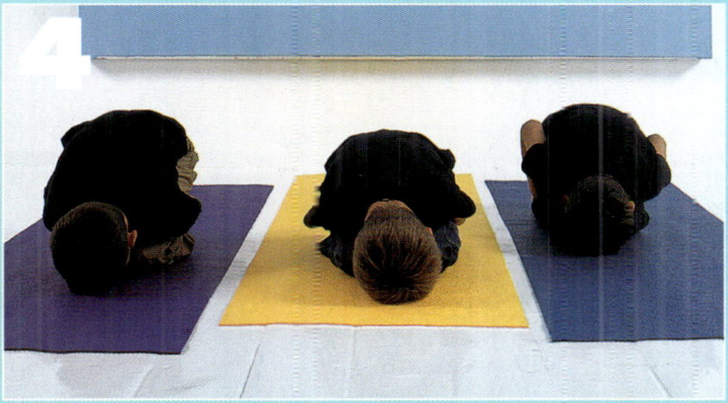

Prolongez cet exercice en reprenant la posture de l'Araignée parachutiste (voir page ci-contre), bras tendus latéralement, jambes écartées, et respirez profondément. Pour vous détendre et vous reposer, adoptez la posture du Loir (voir page 80).

BIENFAITS :

Le Criquet masse remarquablement les intestins, facilite la digestion et remédie à la constipation. Comme la posture du Cobra, il muscle la partie supérieure du tronc, si ce n'est qu'ici, les jambes entrent en jeu. C'est une excellente posture antagoniste de l'Appui scapulaire (voir pages 92-93) car elle fait travailler simultanément les musculatures dorsale et abdominale.

L'OURS

Il habite les régions septentrionales, très froides. Il a une tête volumineuse, une fourrure compacte, pas de queue, des pattes postérieures courtes et de puissantes pattes antérieures munies de griffes acérées. S'il voit et entend mal, son odorat est particulièrement fin. Comme beaucoup de ses congénères, il hiberne (il sombre dans un sommeil très profond) tout l'hiver. Quant à l'ours polaire – celui des régions arctiques – il se roule sur le sol gelé pour sécher son épais pelage crémeux après avoir nagé. Dans cet esprit, et pour vous inspirer des jeux et des positions, je vous propose la citation suivante :

"Les ours blancs, dodus, roulent dans la neige pour se sécher,
Glissent sur les icebergs, vont nager dans la mer pour pêcher...
À quatre pattes, ils grognent, les ours à toison brune,
Qui s'étreignent fortement de leurs grosses pattes brunes."

CELIA WARREN

Nous en connaissons tous un autre, et c'est un ourson sympathique, attendrissant, qui réfléchit beaucoup à propos de rien, comme l'a si bien illustré A. A. Milne dans le poème « Lines Written by a Bear with a Very Small Brain » (Lignes écrites par un ours au tout petit cerveau). Vous aimerez peut-être aussi lire des passages de *Winnie l'ourson* pour vous mettre dans l'ambiance, avant d'essayer de prendre la posture.

BIENFAITS :

L'Ours est plus un "sketch" ludique qu'une classique posture de yoga. Ses effets salutaires sont identiques à ceux de la Prosternation du chien mais, étant donné qu'il implique la marche, il fait travailler épaules et hanches. Il est également amusant, ce qui est important si on veut avoir le cœur léger, joyeux et... sain !

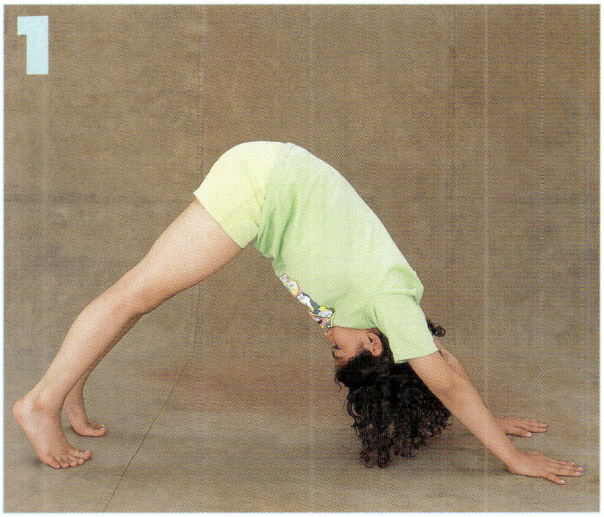

Partez de la Prosternation du chien (voir page 80). À quatre pattes, prenez appui uniquement sur les orteils et levez haut les hanches, comme sur la photo, jambes tendues, dos droit, tout en étirant votre colonne vertébrale et en abaissant la tête entre vos bras.

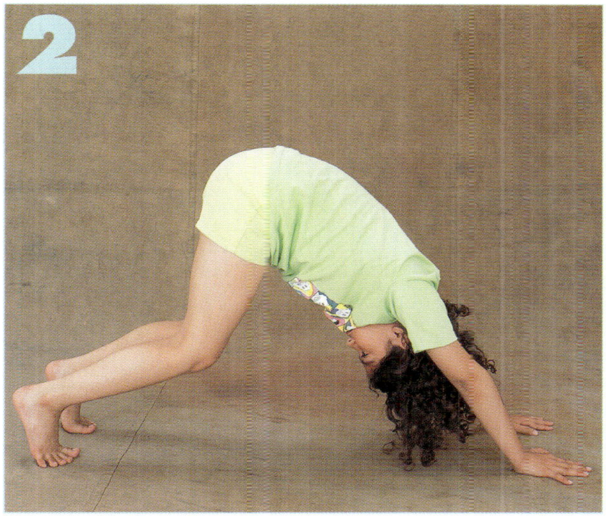

Respirez cinq fois profondément. Pliez les jambes. Un adulte peut alors réciter les vers ci-contre tandis que vous choisissez d'être un ours blanc ou un ours brun. Songez à votre habitat et à ce que vous y trouverez – une calotte polaire neigeuse et glaciale où vous plongerez pour pêcher, ou une forêt riche en baies et racines savoureuses.

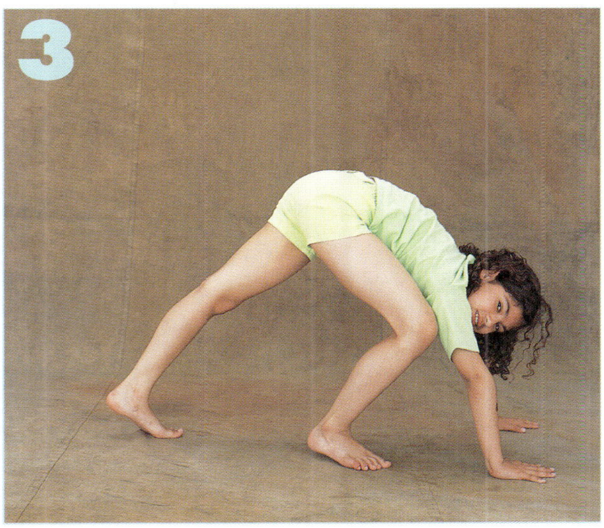

Commencez à vous promener autour de la pièce, comme si vous étiez à la recherche de nourriture. Avancez main et pied gauches simultanément, puis main et pied droits. Songez au poids d'un ours ; gardez les hanches hautes, les membres aussi tendus que possible, et essayez de répartir également votre poids entre eux.

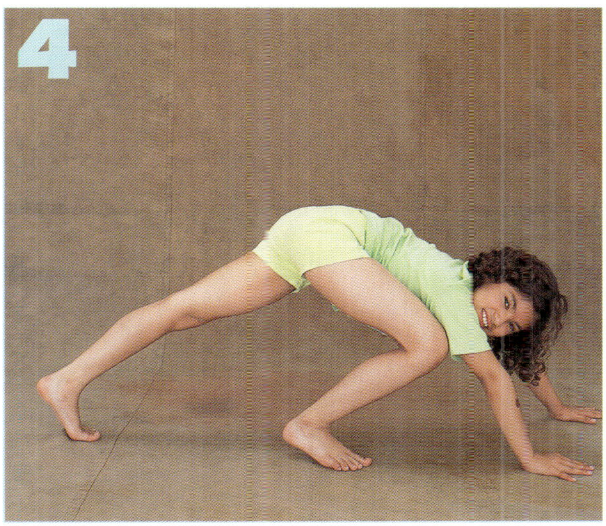

Humez l'air pour capter les parfums alentour. Essayez de reproduire le murmure d'un ours satisfait – "mmmmmmm". Émettez un léger grognement. Ce faisant, commencez à hâter le pas, en vous déplaçant sur un rythme aussi régulier que possible. Rappelez-vous que les ours voient et entendent mal, mais qu'ils ont un excellent odorat.

URDHVA DHANURASANA
LE CRABE

Cette posture n'est pas destinée aux enfants débutants car elle nécessite les conseils d'un adulte, notamment parce qu'elle implique une cambrure dont l'effet est particulièrement redynamisant. En sanskrit, le mot *urdhva* veut dire "vers le haut" et *dhanu*, "arc", d'où l'étirement prononcé du corps qui, tel un luthier, "accorde" la colonne vertébrale, comme un instrument de musique. En fait, les pratiquants du yoga appellent cette posture l'Arcade, mais ici, j'ai choisi la dénomination de Crabe parce qu'elle évoque mieux l'allure générale de ce crustacé, d'autant plus que mains et pieds permettent de se déplacer comme lui, en oblique.

Les crabes sont des crustacés, c'est-à-dire dotés d'une carapace. Il en existe maintes espèces parmi lesquelles nous pouvons citer le tourteau, l'araignée de mer, l'étrille et, celui que je préfère, le *bernard-l'hermite* qui, dépourvu de carapace protectrice, habite celle d'un congénère, quand elle est vide. Il me fait penser à un *sannyassin* (humain en quête spirituelle) errant ; on le trouve à marée basse dans les trous au milieu des rochers. Il peut atteindre 10 centimètres. Cherchez-le la prochaine fois que vous irez au bord de la mer.

BIENFAITS :

Très esthétique, le Crabe entretient le dynamisme (énergétique) de la colonne vertébrale, de même qu'il muscle bras, poignets, jambes et chevilles. Comme toutes les autres cambrures, il dégage bien la zone thoracique, favorisant ainsi la liberté et la franchise d'expression.

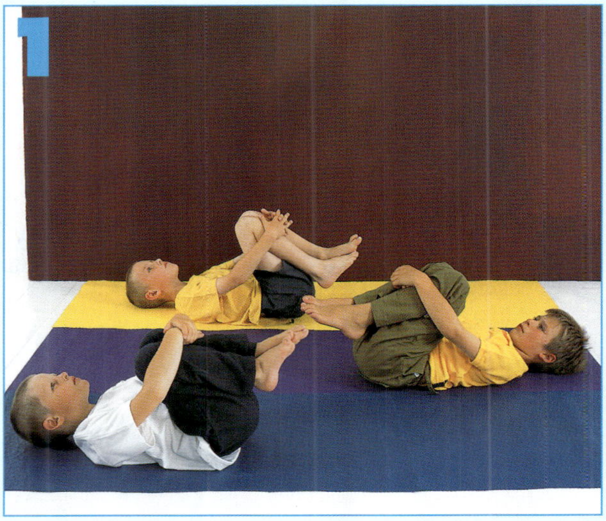

Allongé sur le dos, prenez la position du Hérisson (voir page 23), ramenez vos genoux et pressez-les fortement contre votre poitrine, mais nuque en contact avec le sol pour obtenir une bonne élongation de la colonne vertébrale le temps de cinq respirations profondes, avant de vous détendre. Pour vous échauffer davantage, vous pouvez vous balancer doucement d'avant en arrière et inversement.

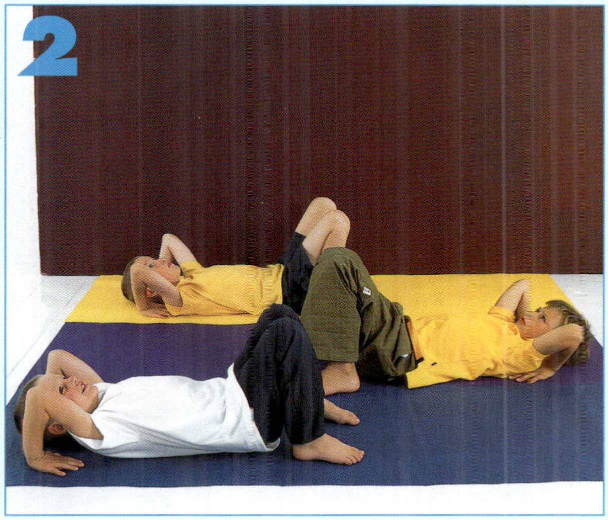

Maintenant, pieds à plat sur le sol et talons contre les fesses, coudes en l'air, paumes sur le tapis à hauteur de la tête, et écartées d'une largeur d'épaules, placez vos doigts comme dans la posture du Paon (voir page 51).

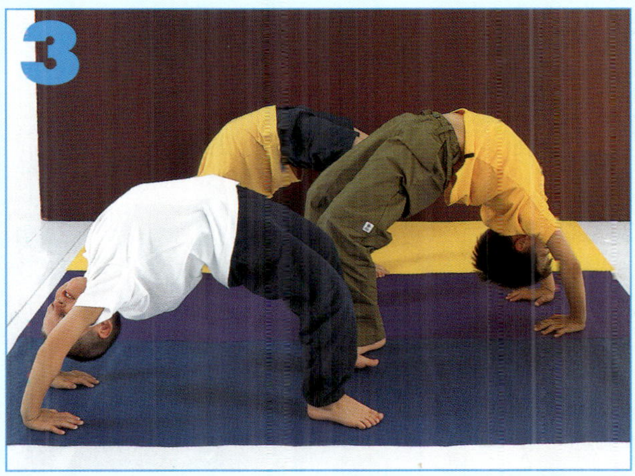

Tout en inspirant profondément, mains et pieds d'aplomb, tendez l'abdomen vers le haut, comme un arc bandé.

Variante intermédiaire : avant de décoller votre tête, vous pouvez en poser le sommet sur le tapis, entre vos mains.

Ensuite, tendez les bras et décollez la tête du sol en adoptant une cambrure prononcée pour que votre colonne vertébrale forme presque un demi-cercle. Gardez la poitrine bien dégagée et les pieds à plat sur le tapis. Restez ainsi le temps de cinq respirations. Enfin, redescendez lentement pour vous reposer et prenez la position du Hérisson, comme au début.

DHANURASANA

LE CRABE SUR LE VENTRE

Voici une variante inversée du Crabe (voir pages 66-67) : allongé sur le ventre, nous joignons mains et chevilles, de même que nous nous cambrons à nouveau pour former un arc. Les crabes étant des crustacés – il existe 30 000 espèces de ces décapodes munis de pinces – ils possèdent une carapace, des antennes, mais pas de colonne vertébrale ; or, l'impression d'être un invertébré est celle que veut donner cette posture qui, outre qu'elle assouplit la colonne vertébrale, dégage la zone thoracique, tout comme le Héros (voir pages 38-39). En yoga, cette région corporelle a une importance extrême puisqu'elle est le siège de l'affectivité et des poumons : au cours de votre pratique, songez-y, car écouter votre cœur vous aidera à mieux vous connaître et vous fera découvrir ce qui rend heureux dans l'existence. Comme l'Homme en fer-blanc, émotionnellement insensible parce que fait de métal, l'explique dans *Le Magicien d'Oz* :

> "Vous, humains, avez un cœur pour vous guider et vous éviter l'erreur ; mais moi, n'ayant pas de cœur, je dois être très prudent."

BIENFAITS :

Le Crabe sens dessus dessous masse l'abdomen, redresse la colonne vertébrale, remédie aux épaules tombantes, muscle la taille et stimule toutes les fonctions organiques. Comme beaucoup de postures, elle permet de s'affirmer, rendant courageux et franc.

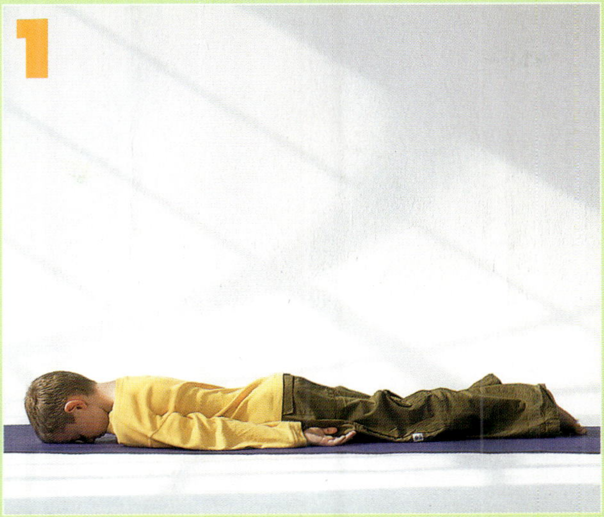

Détendez-vous d'abord, front contre le sol, à moins que cela ne vous écrase le nez, cas où il faut tourner la tête et y poser une joue. Gardez les bras détendus le long du corps, comme si vous étiez à la plage, gros orteils joints et talons tournés vers l'extérieur.

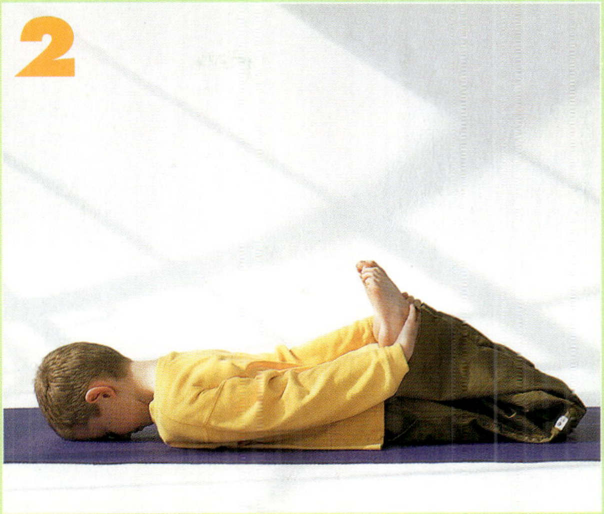

Pliez lentement les jambes pour amener vos pieds contre vos fesses. Front toujours en contact avec le sol pour relâcher la musculature cervicale et garder la colonne vertébrale droite. Maintenant, saisissez vos chevilles des deux mains en veillant à ce que vos genoux soient écartes d'une largeur de bassin. Appliquez bien vos tibias contre vos cuisses. Restez ainsi le temps de cinq respirations.

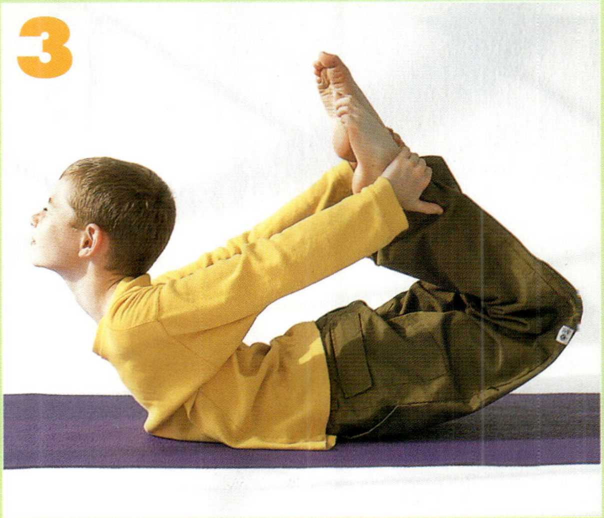

Inspirez fortement, redressez buste et tête en dégageant la poitrine et en respirant profondément. Simultanément, décollez cuisses et genoux du sol. Sensibilisez-vous à la traction vers le haut et à l'étirement de la musculature abdominale. Si possible, joignez les genoux, en équilibre sur le nombril.

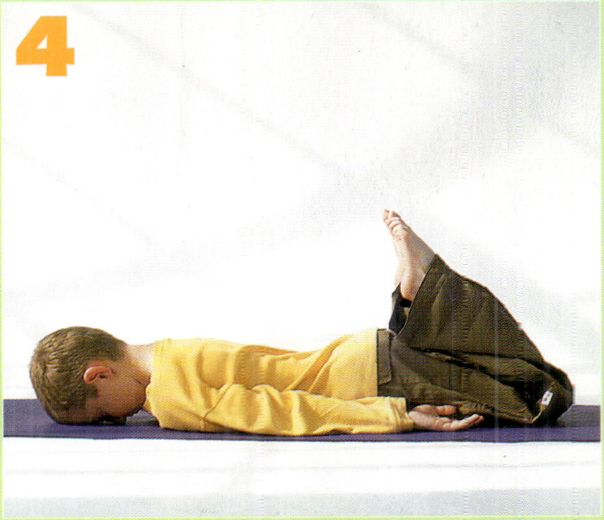

Essayez de vous balancer d'avant en arrière et inversement – ce qui masse l'abdomen – tout en émettant un léger "mmmmmmm" le temps de cinq expirations profondes. Dépliez les jambes, ramenez les bras le long du corps et prenez la position du Loir endormi (voir page 80) pour relâcher votre musculature dorsale.

ARDHA MATSYENDRASANA

LE ROI DES POISSONS

En sanskrit, *matsya* veut dire "poisson", aussi voici le récit qui inspira la naissance de cette posture : Shiva, divinité *hindoue* de la destinée, accompagné de son épouse Parvati, aborda une île isolée où il lui révéla les secrets du yoga. À son insu, un poisson sortit la tête de l'eau pour écouter ; immobile, concentré, il assimila l'enseignement de cette discipline. Quand Shiva le vit, il le bénit en l'aspergeant d'eau et lui donna le nom de Matsyendra, qui signifie "Roi des poissons". On dit que, séduit par les connaissances acquises à la dérobée, Matsyendra s'éloigna pour les diffuser dans le monde entier.

BIENFAITS :

Cette posture, prise en position assise, est bénéfique au tronc, car elle soulage les dorsalgies et résorbe les tensions coxales. Elle relâche la musculature lombaire, masse l'abdomen et décontracte le cou. Mais ses effets salutaires ne s'arrêtent pas là : elle stimule le foie, les intestins et la zone abdominale basse. Pratiquée régulièrement, elle muscle et souligne la taille.

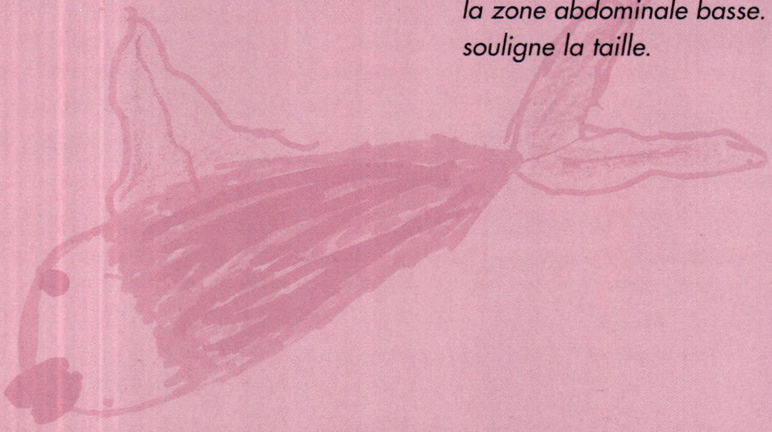

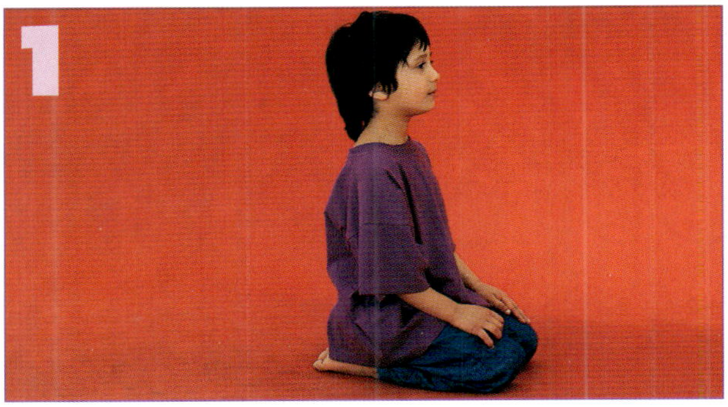

Agenouillé, colonne vertébrale droite, paumes sur les genoux et fesses sur les talons, regardez droit devant vous et respirez profondément cinq fois.

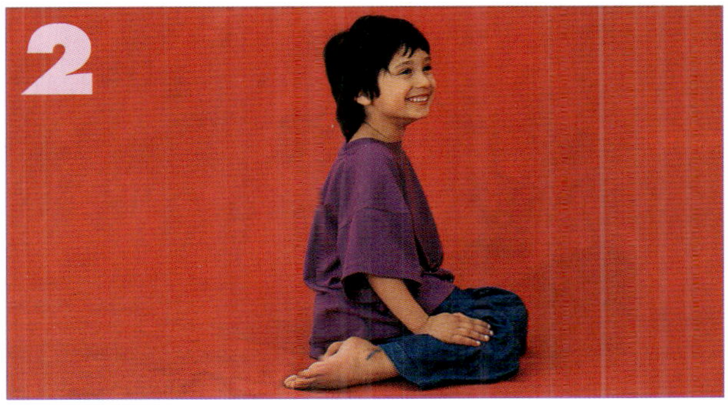

Déportez vos hanches sur la gauche, fesse et cuisse correspondantes en contact avec le sol et, simultanément, glissez pieds et tibias vers la droite.

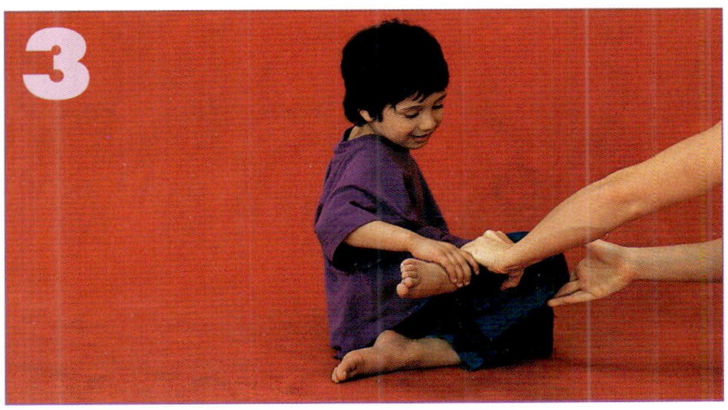

Tout en gardant le buste droit, saisissez votre jambe droite par la cheville et croisez-la en levant le genou droit pour passer le pied correspondant sur le genou gauche.

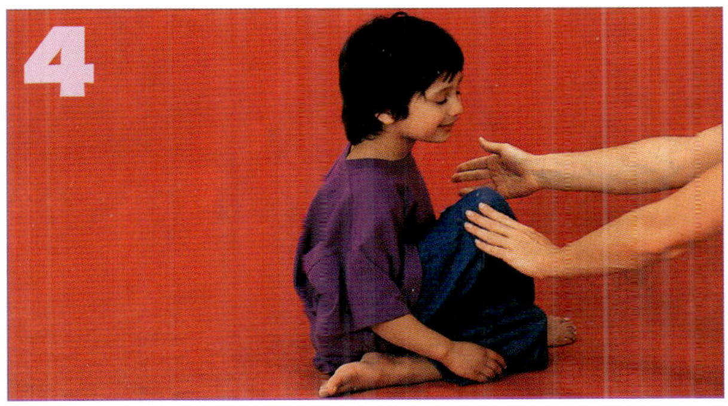

Placez votre pied droit à plat sur le sol contre la face interne de votre cuisse gauche, le genou droit dirigé vers le haut, orteils tournés vers l'avant.

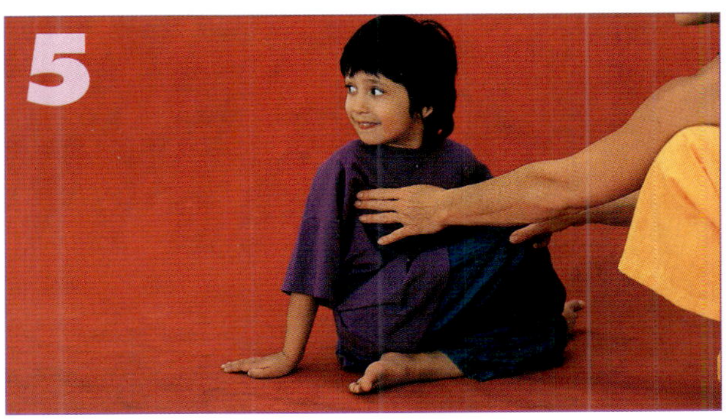

Placez la main gauche sur votre genou droit et votre main droite à plat sur le tapis derrière vous. Faites pivoter lentement votre buste vers la droite, et en vous redressant pour obtenir une élongation du tronc tout en accentuant l'étirement de la musculature abdominale et de la cuisse droite.

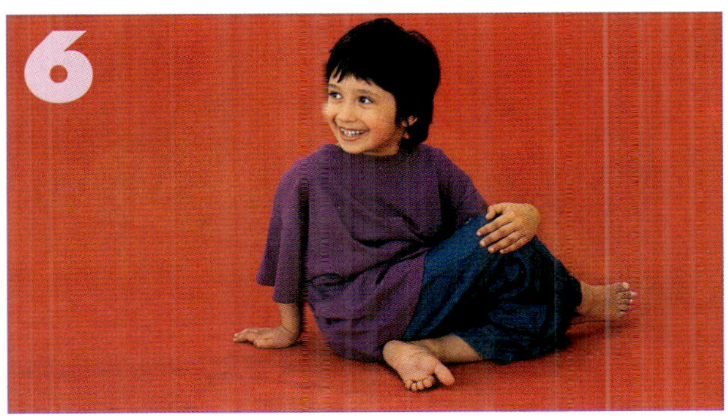

Tournez la tête vers la droite en regardant par-dessus l'épaule correspondante. De la main gauche, coiffez le genou droit, puis respirez librement et profondément tout en étirant et en faisant pivoter votre colonne vertébrale sur elle-même le plus possible, mais sans forcer. Reprenez cet enchaînement du côté gauche.

NAKRASANA
LE CROCODILE

Comme les tortues et les serpents, les crocodiles sont des reptiles. Ils ont un squelette osseux, une peau écailleuse et la plupart d'entre eux pondent leurs œufs dans le sol, bien que, sous climats chauds, leur milieu naturel soit autant l'eau que la terre. Ils sont braconnés pour leur peau, aussi, comme les tortues, doivent-ils être protégés. Mais peut-être avez-vous entendu parler de leur "sourire", moyen qu'ils emploient quand, haletants à cause de la chaleur, ils essaient de se rafraîchir en ouvrant leur énorme gueule. Saviez-vous qu'après avoir tué et mangé leur proie, ils ont les yeux qui pleurent ? C'est de ce constat que vient l'expression "larmes de crocodile". Autre observation intéressante : afin de pouvoir rester allongés dans le lit d'un fleuve, ils avalent des pierres pour se lester suffisamment !

"Comme il améliore l'éclat de sa queue, le petit crocodile
Qui asperge chacune de ses écailles dorées avec l'eau du Nil !
Comme, en écartant ses griffes, il semble joyeusement sourire
Aux tout petits poissons en écartant ses mâchoires pour les accueillir !

LEWIS CARROLL, ALICE AUX PAYS DES MERVEILLES

BIENFAITS :
Le Crocodile muscle l'abdomen – ce qui facilite la digestion – et la région lombaire.

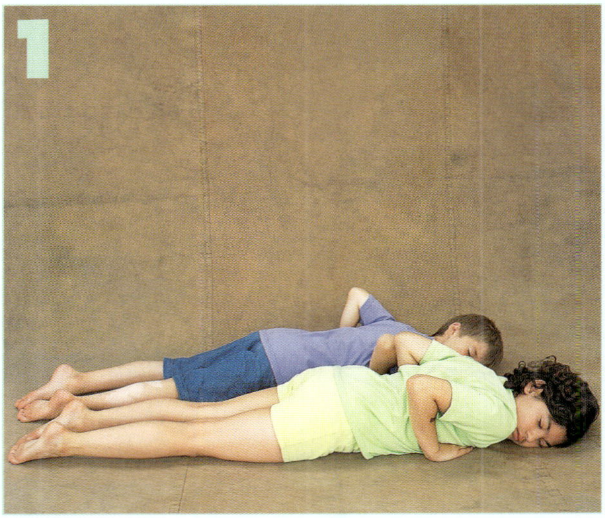

Allongé, tête en contact avec le sol, jambes jointes, mimez la longue queue de cet animal. Orteils dirigés vers l'arrière, bras pliés, appliquez vos paumes sur le sol de chaque côté de votre thorax. Fermez les yeux et respirez cinq fois profondément. Faites comme si vous étiez un crocodile somnolant au soleil qui, à son réveil, s'étire pour se mettre en forme !

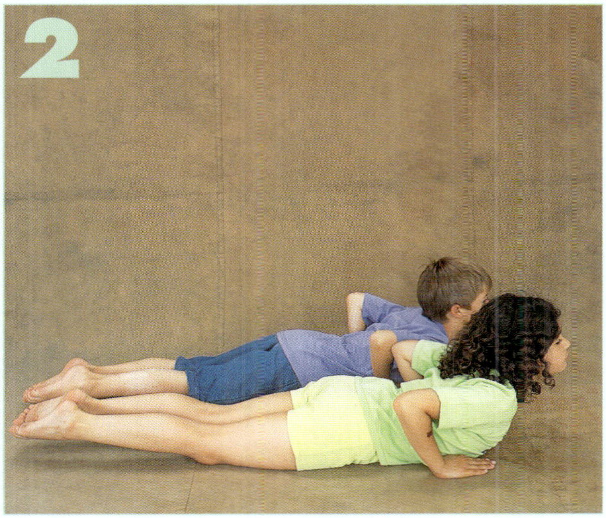

Maintenant, relevez la tête et le haut du buste tout en étendant votre longue queue pour vous balancer, en équilibre sur l'estomac. Étirez autant que possible votre musculature abdominale. Continuez à vous redresser et respirez profondément cinq fois. Tendez l'extrémité de votre queue (vos orteils) vers l'arrière et regardez loin devant vous.

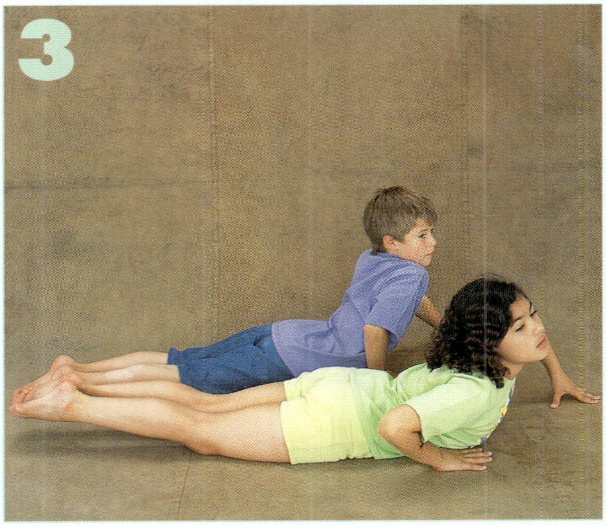

Rampez en déplaçant, alternativement, une main, puis l'autre, vers l'avant. Pouvez-vous onduler latéralement, comme un reptile, vers l'avant, sur le ventre ? Tournez tête et queue à gauche et à droite. C'est assez difficile, aussi aurez-vous peut-être besoin de vos jambes pour avancer. Glissez sur le sol le temps de cinq respirations profondes.

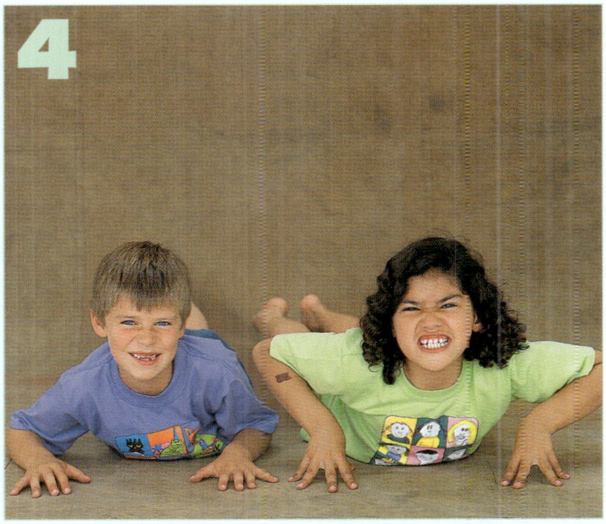

Restez immobile, inspirez profondément, et reproduisez un vagissement de crocodile aussi sonore que possible tout en expirant à fond. Souriez comme lui de vos dents blanches. Montrez également vos griffes en courbant vos doigts, comme si vous marquiez votre territoire ou si vous vous protégiez des braconniers.

KURMASANA
LA TORTUE

Les premiers yogis étaient fascinés par l'aptitude des tortues à rentrer leurs membres et leur tête, ce qui, pour eux, symbolisait le rejet de la tentation. Cette posture ressemble à celle du Crabe (voir page 66), car la tortue porte aussi sa carapace sur son dos, si ce n'est qu'ici, elle fait appel à une forte inclinaison du tronc vers l'avant. Elle constitue un formidable prolongement du Crabe car la flexion de la colonne vertébrale dans les deux sens la renforce et l'assouplit. D'ailleurs, le yoga énonce qu'une bonne musculature dorsale associée à un rachis solide est un gage de longévité ; bien qu'elles ne se courbent pas, les tortues vivent très longtemps. Afin de vous y préparer, peut-être serait-il opportun de relire la fable d'Ésope intitulée "Le lièvre et la tortue", qui raconte une course au cours de laquelle la tortue progresse lentement, mais à allure régulière et sans s'arrêter, alors que son concurrent, rapide et fier, s'arrête en chemin pour dormir, présumant qu'il a déjà course gagnée. Ici, le message, clair, s'applique parfaitement au yoga : une approche lente et régulière est prometteuse de réussite.

BIENFAITS :

Voici comment pourrait se définir cette posture : étirement dorsal, massage abdominal, assouplissant coxal et bain cérébral remarquables ! En effet, elle a une action reconstituante sur le cerveau (oxygénation), apaise les esprits dissipés, et favorise un repos réparateur.

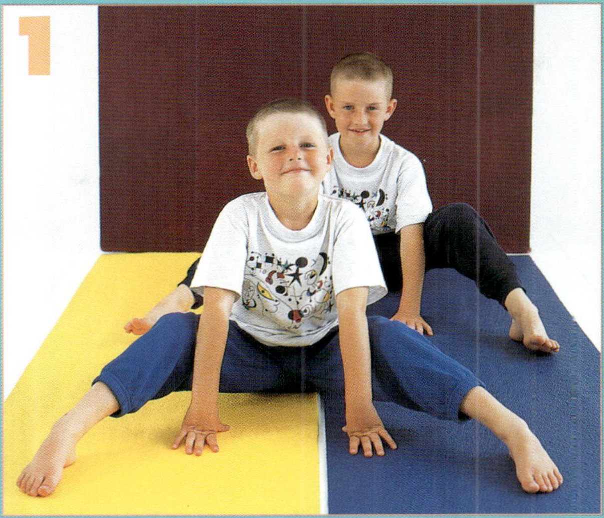

En position assise, étendez les jambes devant vous en les écartant largement, genoux légèrement fléchis. Redressez-vous en étirant l'abdomen, prêt pour une forte inclinaison avant. Relâchez vos épaules et souriez, car vous allez entortiller vos membres autour de votre corps pour vous protéger du monde extérieur.

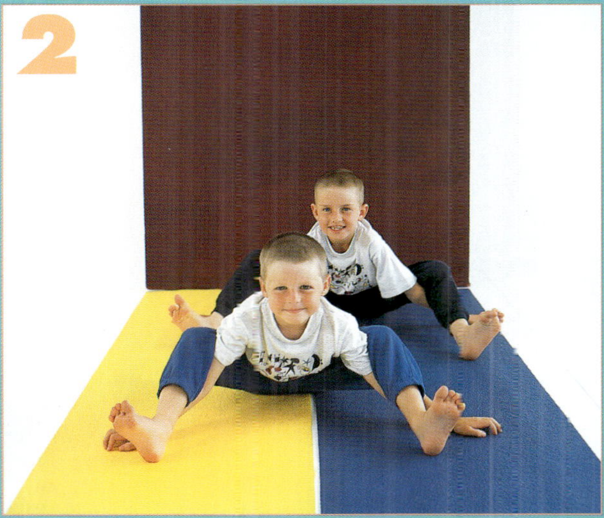

En vous penchant en avant, glissez vos bras sous vos genoux pour qu'ils se tendent latéralement sous vos jambes, un peu comme une araignée écrasée. Veillez à ne pas vous blesser les épaules ; essayez plutôt de les glisser en douceur sous vos genoux. Rentrez légèrement la zone abdominale basse pour un étirement lombaire sans risque.

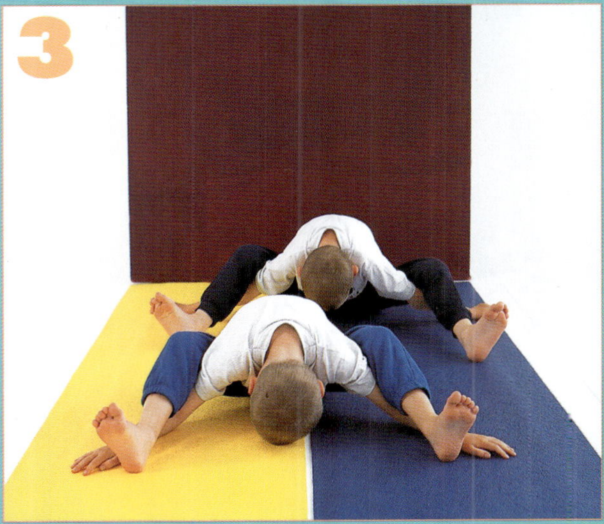

Paumes en appui sur le sol, baissez la tête en essayant de faire entrer vos épaules en contact avec le sol. Étirez jambes et bras le temps de dix respirations profondes. Appréciez comme il convient le déblocage des hanches. Imaginez que votre dos est protégé par une carapace. Fermez les yeux et "baignez-vous mentalement" dans votre petite caverne.

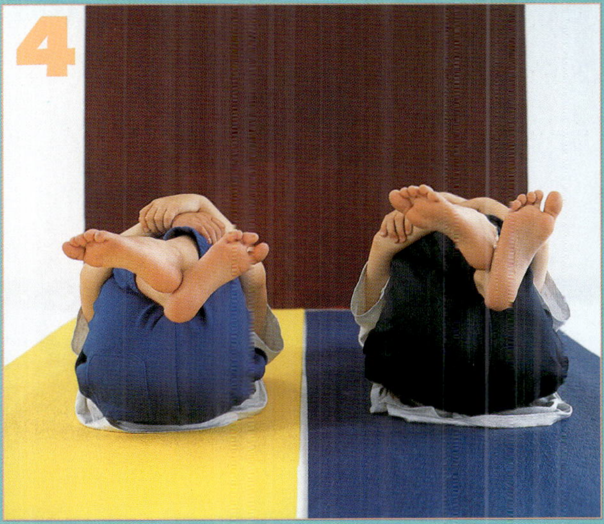

Maintenant, remettez vos sens à l'écoute du monde extérieur : ramenez jambes et bras contre vous comme indiqué sur la photo. Basculez en arrière, roulez en boule comme un hérisson qui dort (voir page 23). Serrez vos membres contre vous, en sécurité, et respirez sans contrainte en vous balançant pour masser votre tronc.

LA GRENOUILLE BHEKASANA

Les grenouilles sont des amphibiens, c'est-à-dire qu'elles vivent aussi bien sur terre que dans l'eau. Contrairement aux reptiles, leur peau, très fine, n'est pas recouverte d'écailles. Elles pondent des œufs – appelés frai – qui ressemblent à une multitude de petits points noirs noyés dans une masse gélatineuse que, enfant, j'incubais, fascinée par l'apparition des têtes et des queues des têtards se tortillant pour sortir de la gelée et respirer. Certains perdaient leur queue pour devenir grenouilles, quittant l'élément liquide pour vivre à terre en se nourrissant d'insectes et de plantes. Ici, je vous propose trois postures inspirées de ces batraciens, et qu'il convient d'enchaîner. Excepté la première, à caractère ludique, les deux autres sont, l'une, traditionnelle en yoga, l'autre destinée à la méditation silencieuse.

LA GRENOUILLE QUI SAUTE

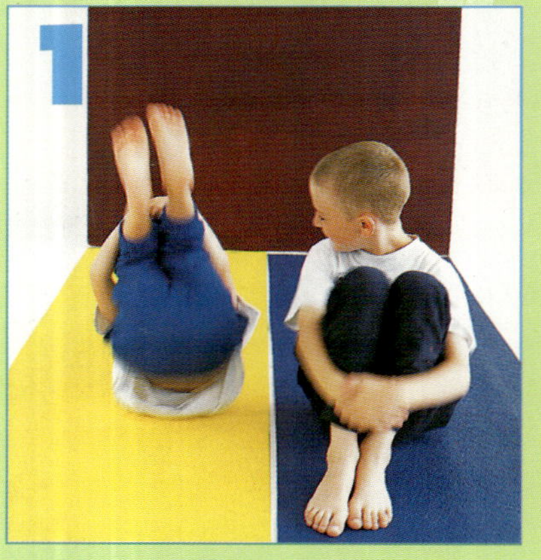

Tout d'abord, veillez à ce que le tapis soit suffisamment mou. En partant du Hérisson dormant (voir page 23), commencez à vous balancer d'avant en arrière, et inversement, jusqu'à ce que, avec l'élan, vous puissiez vous accroupir.

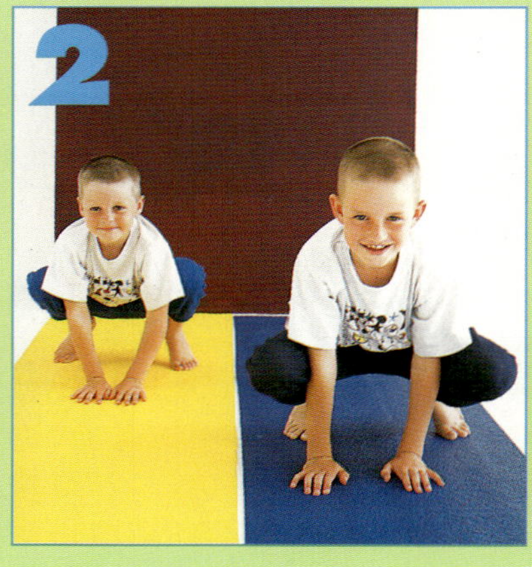

Ensuite, appliquez les paumes sur le tapis, devant vous, genoux écartés, puis ouvrez grands les yeux, comme une grenouille. Restez dans cette position, si possible immobile, le temps de cinq respirations profondes, prêt à sauter.

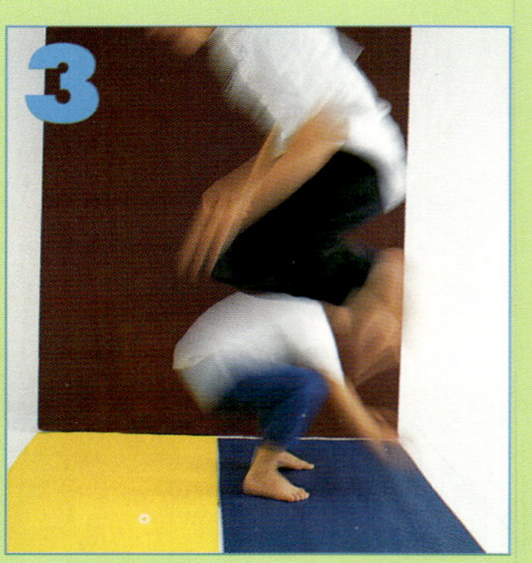

Imaginez que vous êtes sur un lit de nénuphars flottant à la surface d'un bassin. En inspirant profondément, échangez votre place avec celle de votre voisin en sautant sur son tapis. Conseil : sautez à l'inspiration et expirez au contact avec le sol.

LA GRENOUILLE

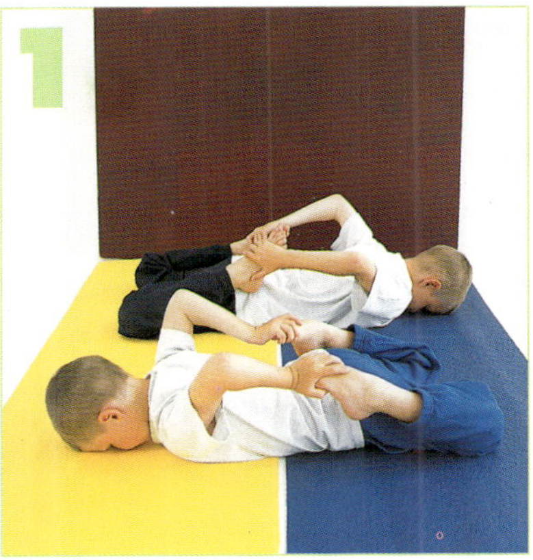

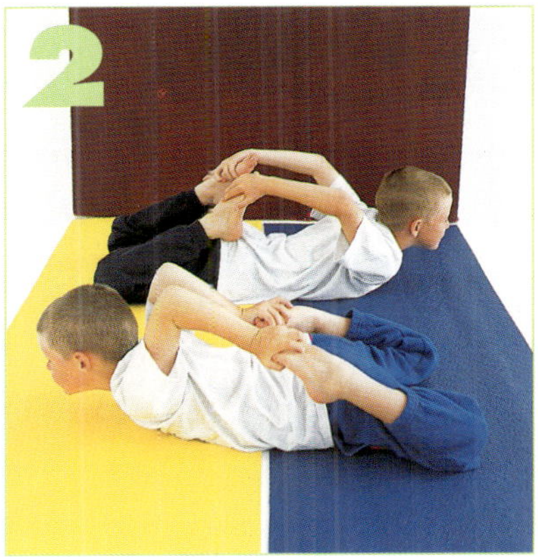

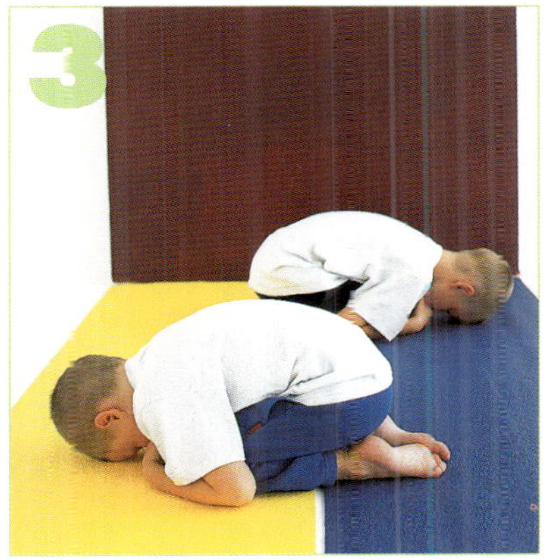

Assurez-vous que le tapis est confortable. Allongé sur le ventre, front contre le sol, et bras le long du corps, pliez les jambes de telle sorte que vos pieds reposent sur la face externe de vos fesses, près des hanches. Pliez les bras et redressez-vous légèrement pour saisir vos orteils. Relâchez votre musculature faciale et fermez les yeux pour vous reposer le temps de cinq respirations profondes.

Coudes tournés vers le haut, redressez buste et tête tout en pressant vos pieds contre vos hanches avec les mains. Gardez les genoux dans le prolongement des hanches, mais sans forcer. Restez ainsi le temps de cinq respirations profondes. Pression et respiration ne doivent entraîner aucun effort. Pressez pieds et talons contre les faces externes des hanches.

Pour conclure, dépliez lentement vos jambes pour ramener vos pieds au sol tout en étirant vos membres inférieurs. Puis, front contre le tapis, ramassez-vous sur vous-même, à genoux, bras les enveloppant, pour prendre la posture du Loir (voir page 80) le temps de quelques respirations sereines.

LA GRENOUILLE ASSISE EN MÉDITATION

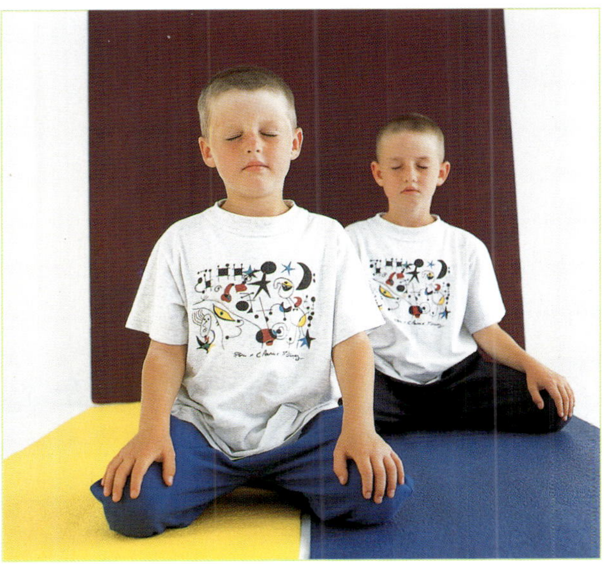

Agenouillez-vous à nouveau, mais en gardant les genoux largement écartés. Asseyez-vous sur les talons, gros orteils joints. Mains posées sur les genoux, redressez-vous comme un roseau ou la tige d'une plante. Regardez droit devant vous, yeux clos, détendu et relâchez les muscles de votre visage. Mettez-vous à l'"écoute" de votre respiration, notamment dans la zone abdominale basse. Tout en respirant, détendez vos abdominaux en vous sensibilisant aux mouvements de votre nombril.

BIDALASANA

LE CHAT

Il y a un siècle, 100 000 tigres vivaient dans le monde ; aujourd'hui, ils ne sont plus que 7 000. Chaque année, la diminution de leur nombre est due à la déforestation qui les prive de leur habitat naturel. En volume, ils représentent presque deux fois celui d'un homme adulte, et certains égalent quatre fois son poids. La gamme des félins va de ces puissants animaux sauvages aux tout petits chatons sans défense que leur mère transporte en saisissant la peau de leur cou avec sa gueule. Les chats peuvent se montrer aussi fantasques et solitaires qu'affectueux. Quand ils sont heureux, leur queue se dresse et ils émettent un doux ronronnement. Dans *Alice au pays des merveilles*, le chat, de race Cheshire, explique la différence existant entre ses congénères et les chiens dans les quelques lignes qui suivent. Lors de votre prochaine "conversation" avec un chat et un chien, écoutez et observez pour voir si ce qu'il dit est vrai.

"Voyez-vous, un chien grogne quand il est en colère et agite sa queue lorsqu'il est heureux, alors que je grogne quand je suis heureux et que j'agite ma queue lorsque je suis en colère. Je suis donc fou."
Ce à quoi Alice répond :
"J'appelle cela ronronner, pas grogner."

BIENFAITS :

Ce remarquable étirement dorsal fait le dos rond, assouplissant et déliant la colonne vertébrale comme celle d'un chat. Cette élongation, qui masse et redynamise, concerne tout le tronc. Il fait le dos solide et flexible comme un roseau au bord de l'eau, qui se courbe sous la brise, mais ne rompt pas...

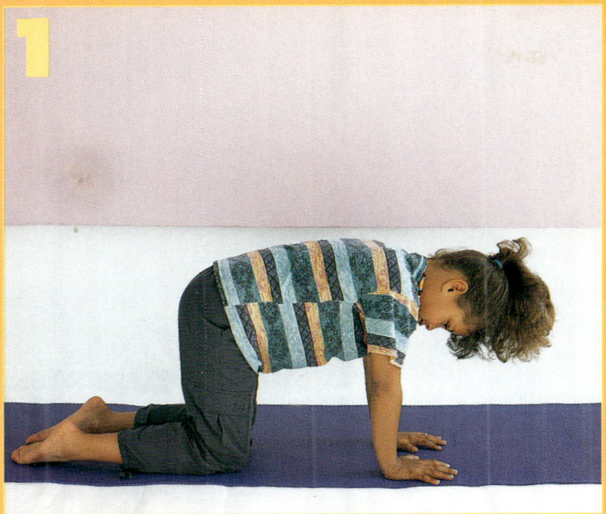

Mettez-vous à quatre pattes comme un chat, paumes à l'aplomb des épaules, et genoux à la verticale des hanches. Regardez vos mains, appliquez bien vos paumes, doigts en éventail, mais recourbés comme des griffes.

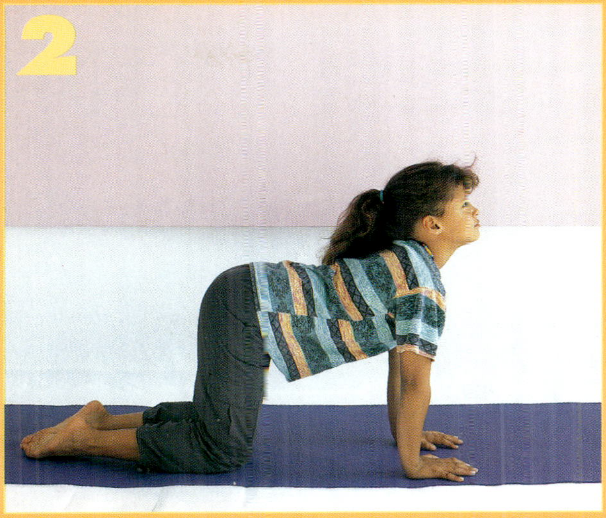

À l'inspiration, cambrez-vous comme si vous dessiniez une demi-lune avec votre dos. Regardez vers le haut en étirant la peau de votre cou et remplissez vos poumons. Relevez le coccyx aussi haut que possible. Étirez votre musculature abdominale et celle de votre taille. Imaginez que vous souriez jusqu'aux oreilles !

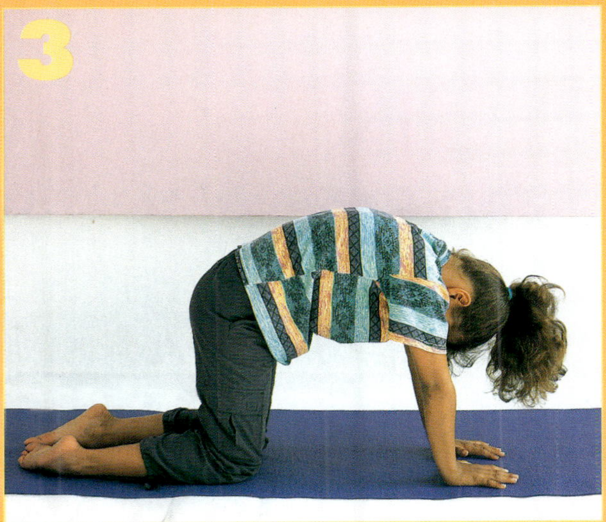

À l'expiration, arrondissez le dos au maximum, menton tendu vers la poitrine, coccyx rentré, tout en écartant les omoplates autant que possible. Tendez le cou en essayant de placer le menton dans le petit creux situé juste au-dessous de votre gorge, appelé échancrure trachéale.

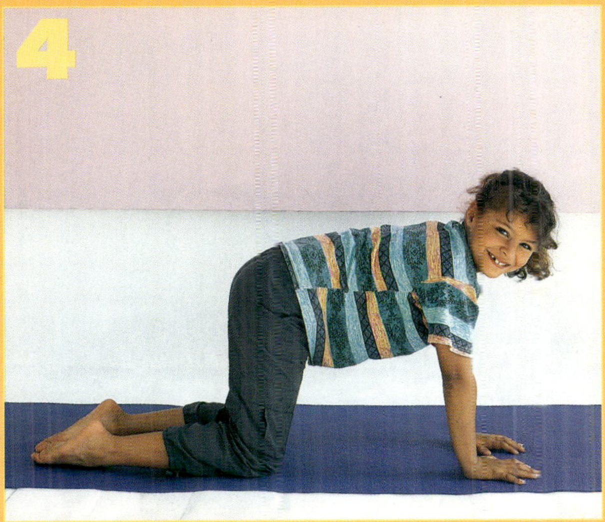

Continuez à alterner les deux mouvements précédents en utilisant votre souffle comme moteur, le temps de dix respirations. Quand vous regardez vers le haut, préparez-vous à émettre un miaulement du genre "miaouuouou !". Prolongez ce cri pendant toute l'expiration. Recommencez trois fois. Enfin, adoptez la posture du Loir (voir page 80) pour une brève pause.

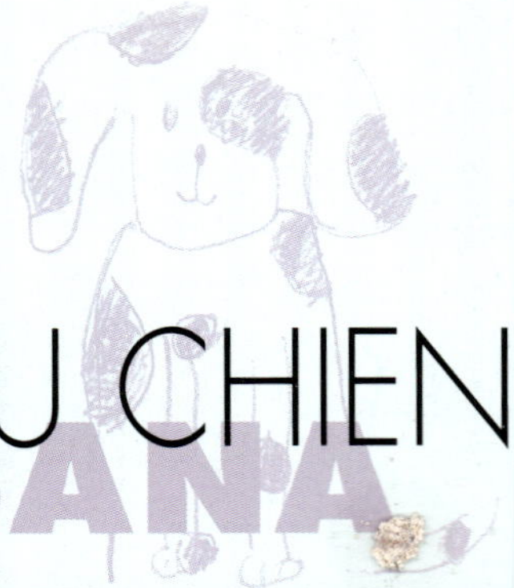

ADHO MUKHA SVANASANA

LA PROSTERNATION DU CHIEN

En sanskrit, *adho* veut dire "vers le bas", *mukha*, "orienté vers", et *svana*, "chien". Les chiens sont des chasseurs robustes et rapides, mais qui fouillent les poubelles. Ils furent les premiers animaux domestiqués. Les plus sauvages sont les loups.

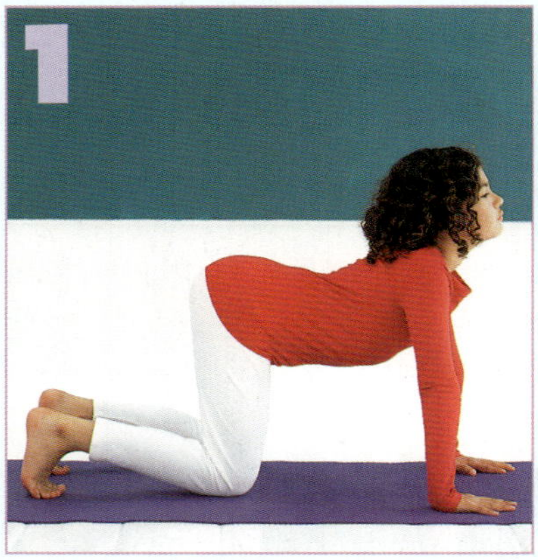

À partir de la position cambrée du Chat (phase 2, page 79), prosternez-vous comme un chien, orteils tournés vers l'avant, et baissez la tête.

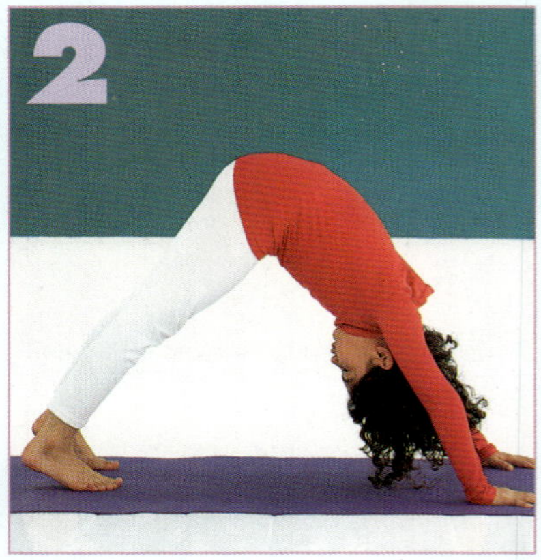

Soulevez-vous sur les orteils en dépliant les jambes et en poussant les fesses vers le haut. Respirez profondément plusieurs fois, doigts en éventail, comme une étoile de mer.

LE LOIR ou POSITION DE L'ENFANT

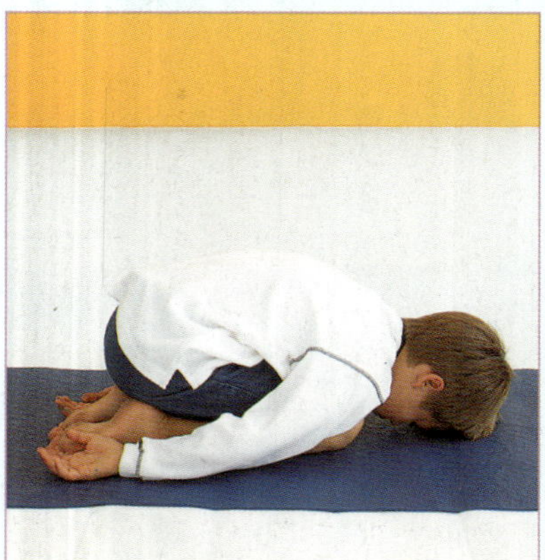

Agenouillé, yeux clos, ramassé sur vous-même, sensibilisez-vous à votre abdomen montant et descendant au rythme de votre respiration.

Maintenant, vous allez mimer un petit loir si profondément endormi que vous ressemblerez à celui d'*Alice au pays des merveilles*, dont le lièvre de mars et le chapelier fou se servaient comme accoudoir à l'heure du thé. Dans cette posture, à l'aise et en sécurité, dites-vous ceci : "Je respire quand je dors ! Je dors quand je respire !"

LE LOIR DRESSÉ

Maintenant que vous avez découvert la sensation produite par la Prosternation du chien (voir ci-contre), dans laquelle la tête est plus basse que le cœur, retrouvez-la en vous échauffant grâce à cette posture.

BIENFAITS :

Le Loir et le Loir dressé reposent et calment corps, cerveau et cœur tout en inspirant un sentiment de réconfort et de sécurité. Le Loir est également surnommé « position de l'enfant », car il évoque celle du fœtus, symbole de confort et de protection. Cette posture, "reconstituante" pour le corps et l'esprit, est tout indiquée quand on est surmené ou déprimé.

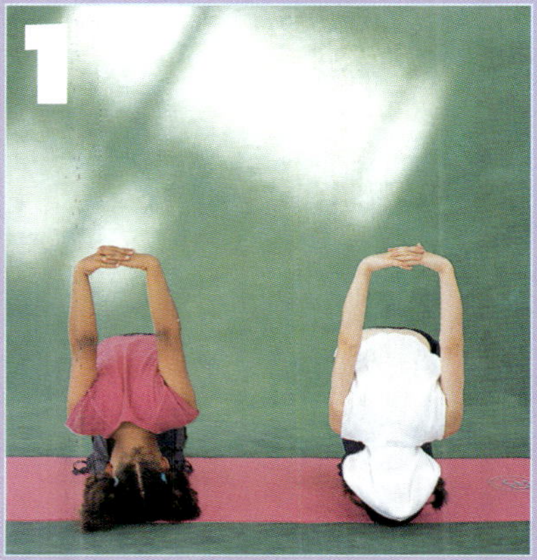

À partir du Loir (voir ci-contre), joignez les mains dans votre dos. Soulevez les hanches et roulez votre crâne en avant pour prendre appui sur le sol avec le sommet de la tête et non avec le front. Levez les bras aussi haut que possible pour étirer les muscles des épaules et du thorax. Respirez profondément cinq fois (ou trois fois pour les enfants de moins de 8 ans).

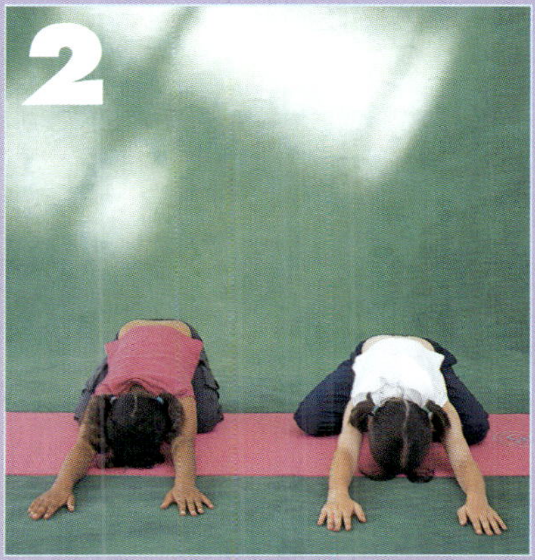

À l'expiration, revenez au Loir assis, mais en étendant les bras devant vous pour étirer le haut du tronc. Restez ainsi, immobile, jusqu'à ce que vous soyez prêt à recommencer, bras tendus devant vous, puis mains jointes dans votre dos, cela cinq fois, en respirant profondément durant tout l'enchaînement, pour reposer poumons, cerveau et cœur.

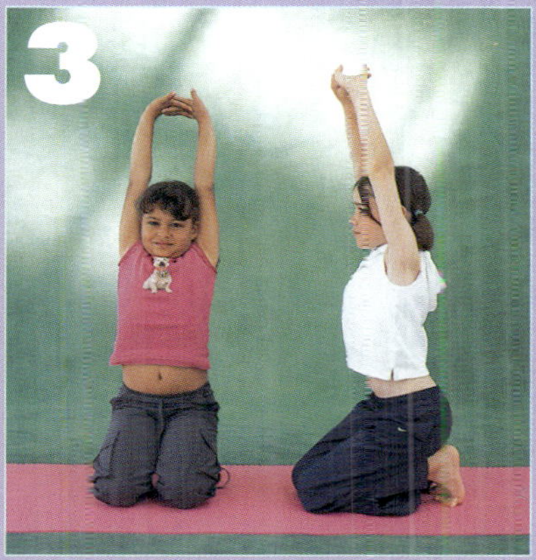

Ensuite, redressez-vous en position agenouillée, fesses sur les talons. Orteils en extension dirigés vers l'avant – ce qui étire fortement vos pointes des pieds – gardez votre colonne vertébrale droite et verticale. Levez les bras au-dessus de votre tête et croisez les doigts pour étirer fortement vos paumes vers le haut. Restez ainsi le temps de trois respirations, puis reposez-vous comme dans la phase 2, et recommencez.

GOMUKHASANA
LA TÊTE DE VACHE

Les mots sanskrit *go* et *mukha* signifient respectivement "vache" et "tête", aussi cette posture reproduit-elle la forme d'une tête de vache. Elle est difficile à prendre ; je vous conseille donc de vous y essayer d'abord avec les jambes, puis les bras si vous trouvez trop compliqué de l'adopter avec les quatre membres simultanément. Elle étire bras et cuisses, favorisant ainsi une bonne statique posturale.

GOMUKHASANA LOLASANA
MOUVEMENT DE TRANSITION

Cette posture, appelée *lolasana*, permet de changer de jambe dans la phase 4 de la Tête de la vache. En sanskrit, *lola* veut dire "pendre" ou "être ballant" car, ici, le tronc est en suspension entre les bras, et les jambes sont croisées, un genou remonté, comme si vous entriez dans un bain, mais sans vouloir mettre vos orteils dans l'eau !

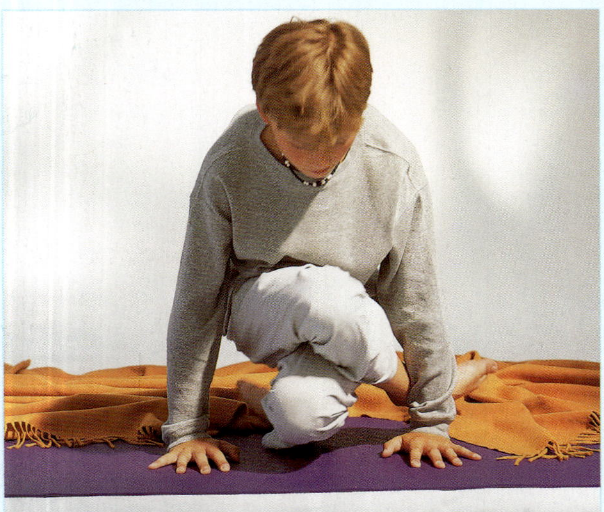

Genoux au sol et assis sur les talons, en Tête de vache (voir phase 1, ci-contre), en appui palmaire, soulevez-vous d'un bloc pour que votre tronc et vos membres inférieurs pliés pendent entre vos bras. Restez ainsi le temps d'une inspiration profonde puis, à l'expiration, redescendez. Maintenant, recommencez, mais en changeant de jambe.

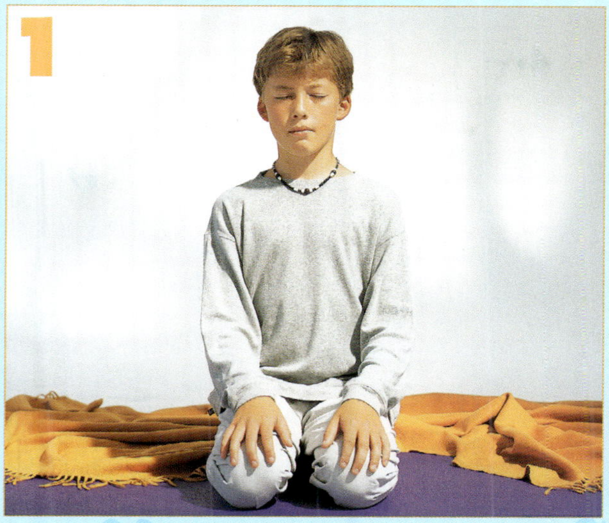

Agenouillez-vous. Assis sur les talons, colonne vertébrale droite, mains détendues posées sur les cuisses, yeux clos, respirez cinq fois profondément pour vous préparer à cette posture apaisante, propice à la méditation, qui exige équilibre et concentration. Les articulations du bras et de la jambe subissent des contraintes, aussi soyez prudent.

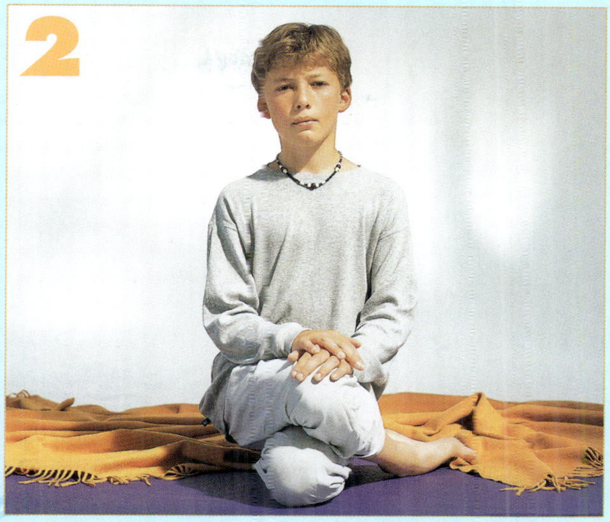

Passez la cuisse droite sur la gauche, comme si vous croisiez les jambes, pieds et orteils tournés vers l'extérieur. Si vous avez mal au genou, ou s'il vous est difficile de rester assis en équilibre sur une jambe, ou encore si vous tombez, optez pour la position à genoux, assis colonne vertébrale verticale.

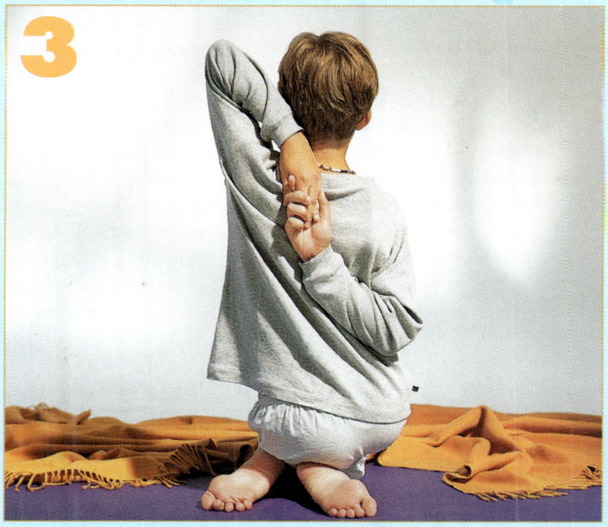

Bras gauche levé, pliez-le vers l'arrière, main placée entre les épaules. Bras droit ballant, pliez-le pour que l'avant-bras remonte dans votre dos afin de saisir votre main gauche. Si vos épaules sont douloureuses, ou que vous avez du mal à joindre vos mains, posez-les l'une sur l'autre sur vos genoux.

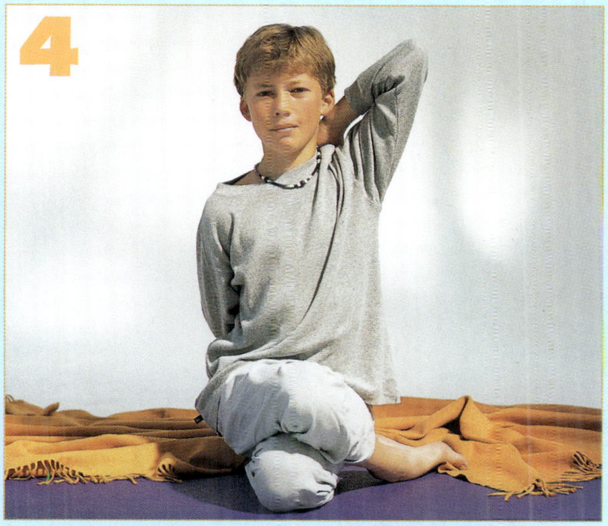

Restez ainsi le temps de cinq à dix respirations, puis relâchez doucement votre prise, dépliez les jambes et changez de côté en exécutant le mouvement de transition (voir page ci-contre). Faites comme précédemment : regardez droit devant vous, colonne vertébrale verticale, et respirez profondément cinq à dix fois de suite.

GUIRLANDES ET COLLIERS
MALASANA

En Inde, on porte souvent autour du cou des guirlandes parfumées faites de tiges de jasmin entrelacées, ou d'autres plantes exotiques ; or, dans cette posture, c'est l'impression que donnent bras et jambes. De Pune, dans l'État du Mahârâshtra, j'ai rapporté le souvenir durable de femmes en saris aux couleurs éclatantes qui, tôt le matin, assises sur les trottoirs au milieu d'un océan de fleurs, fabriquaient des guirlandes pour que d'autres, fortunées, les achètent et les portent pendant la journée – étalage d'orangés, de roses et de violets se mêlant aux senteurs capiteuses.

BIENFAITS :
Cette posture consolide le dos tout en l'assouplissant et masse l'abdomen. Le Lotus, un mudra, *est une gestuelle tout indiquée quand on se sent seul ou "vidé".*

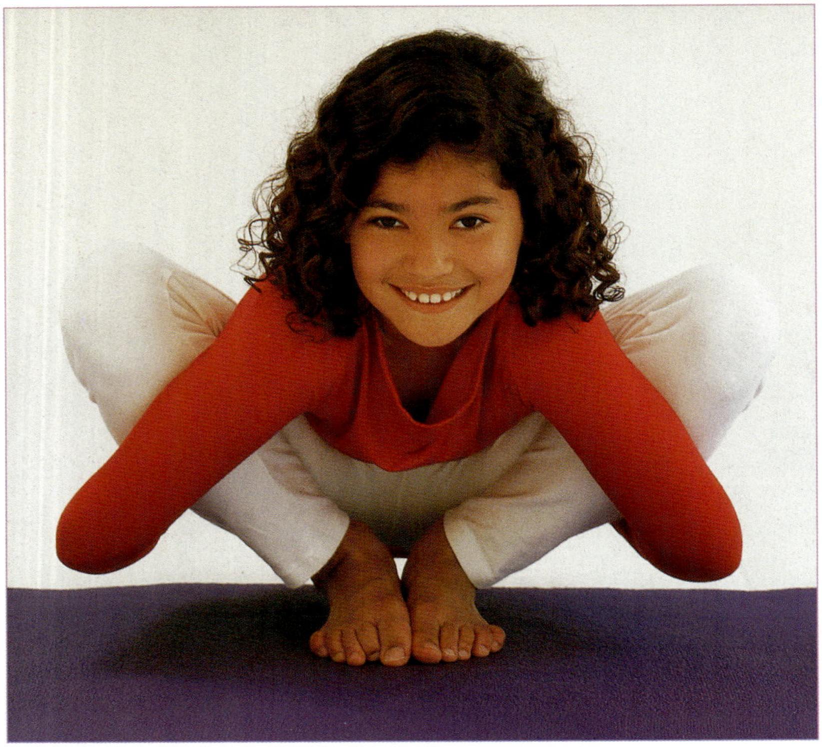

Accroupi comme sur la photo, pieds joints et plantes à plat sur le tapis, vous êtes déjà en équilibre. Maintenant, écartez largement les genoux pour vous pencher en avant, buste entre les jambes.

À l'expiration, placez les mains en contact avec le sol, ce qui amène vos épaules entre les genoux. Ensuite, tendez les avant-bras vers l'arrière, comme une guirlande de fleurs, en essayant de joindre les mains dans votre dos. Ce n'est pas facile, aussi ne vous inquiétez pas si vos doigts n'entrent pas en contact.

Si possible, redressez la tête et regardez devant vous en étirant dos et cou. En équilibre, exécutez quelques respirations profondes, aussi immobile que vous le pouvez.

LE LOTUS
PADMA MUDRA

Les plantes sont issues de la terre, aussi ont-elles besoin de racines profondes pour se nourrir et grandir. Pour conclure les postures telluriques, je vous propose un *mudra*, c'est-à-dire une gestuelle qui mime la forme d'une fleur de lotus épanouie, qui semble flotter à la surface d'eaux boueuses mais, en fait, est portée par une tige s'enracinant profondément dans la vase, et alimentant les pétales éclatants baignés de soleil. N'hésitez pas à méditer sur le miracle de la nature, inspiré par les réflexions de saint François d'Assise, qui marchait nu-pieds, en communion avec elle et les animaux. Dans son "Cantique du frère soleil", il manifesta son respect de la vie en remerciant fraternellement l'astre du jour, la lune et les étoiles, mais aussi le vent, l'air, l'eau, le feu et notre mère la terre.

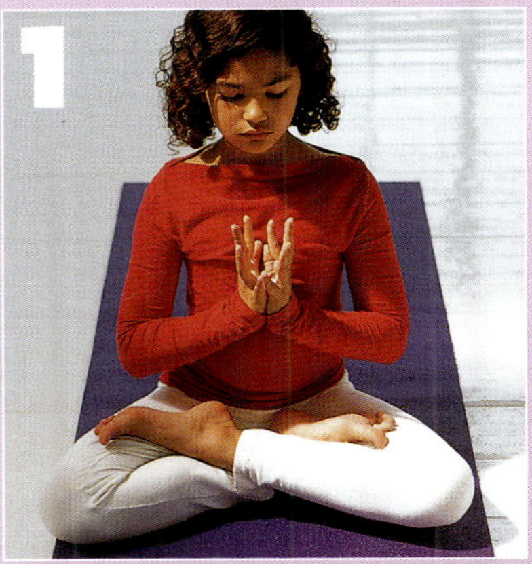

Assis jambes croisées, pieds posés sur les cuisses si vous le désirez (c'est la posture du Lotus), mains à hauteur du cœur en position de prière, ou en *namaste*, geste d'accueil, gardez les poignets joints et formez une coupe en écartant paumes, doigts et pouces.

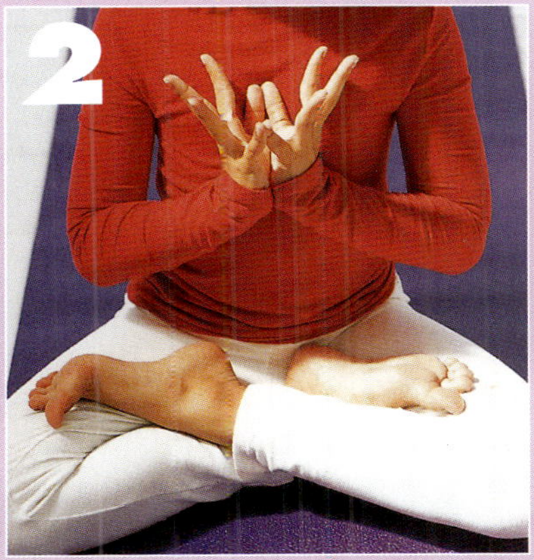

Maintenant, concentrez-vous, écartez bien vos doigts, comme les pétales d'une fleur s'offrant au soleil. Respirez quatre fois profondément en imaginant qu'il pénètre vos poumons. Ensuite, "inspirez" votre couleur préférée en suivant son parcours jusque dans votre poitrine.

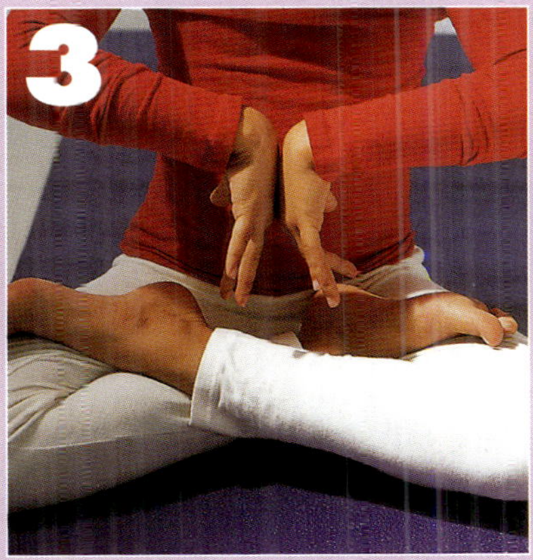

Enfin, joignez le dos de vos mains et laissez pendre vos doigts vers la terre pour former un bourgeon non éclos. Sensibilisez-vous à vos doigts transformés en racines plongeant profondément dans le sol pour y puiser la nourriture. Après trois respirations profondes, répétez ce *mudra*.

MIMEZ LES ANIMAUX

Maintenant, en possession du vocabulaire lié aux postures, vous disposez d'un langage permettant une certaine forme d'expression corporelle, notamment par le biais de parcours dirigés, ou plutôt, d'enchaînements au cours desquels vous vous métamorphosez en différents animaux. Ce faisant, imitez le cri de chacun d'eux, et passez de l'un à l'autre d'une manière aussi fluide que possible, comme le potier façonne l'argile pour lui donner vie. Songez à ce que ressent un animal sauvage vivant dans son milieu naturel, et le même, prisonnier dans cage au zoo, comme l'exprime si bien ici la poésie de Judith Nicholls :

"Le tigre aux yeux ternes qui, arpentant une cage vide,
de la jungle se rappelle à peine la nuit ;"
"Le loup immobile qui, sur son rocher solitaire,
regarde les étoiles et hurle dans la nuit."

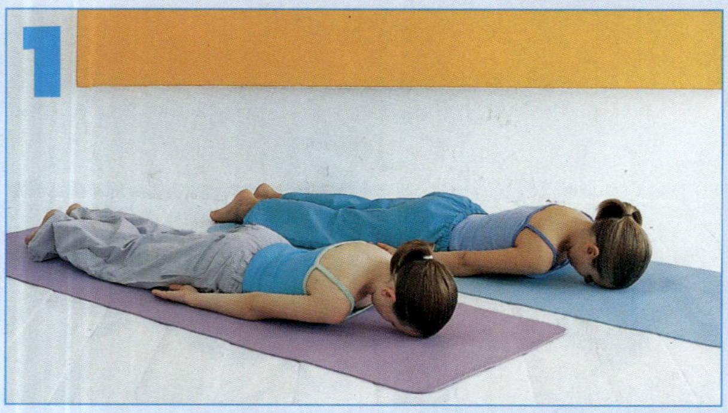

Allongé, visage (une joue ou le front) contre le sol, bras le long du corps, détendez-vous, serein, pesant de tout votre poids sur le tapis, comme une pierre, imaginez que vous êtes un crocodile dormant au bord d'un fleuve par une chaude journée ensoleillée. Savourez la sensation du soleil sur votre dos après avoir nagé dans l'eau fraîche. Respirez cinq fois profondément.

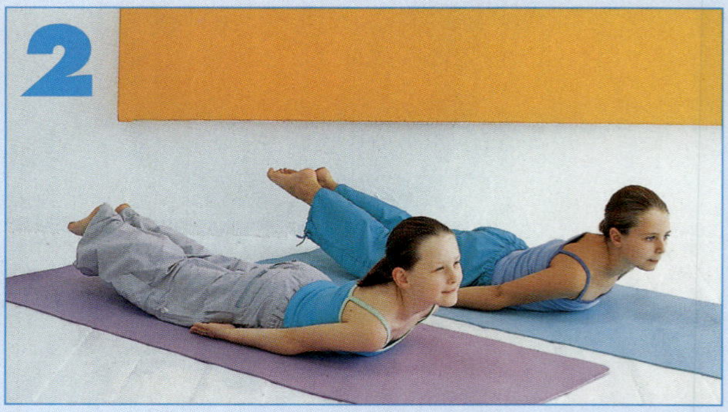

À votre réveil, pressez vos jambes l'une contre l'autre pour former une queue, et décollez-les du sol. Pliez les bras et redressez la tête dans la posture du Crocodile (voir page 73). Imitez le bruit qu'il fait avec ses énormes mâchoires, tout en vous rappelant le conseil du docteur Dolittle : "Parle aux animaux. Marche avec eux ! Grogne, pousse des cris aigus ou rauques avec eux. Alors ils te parleront !"

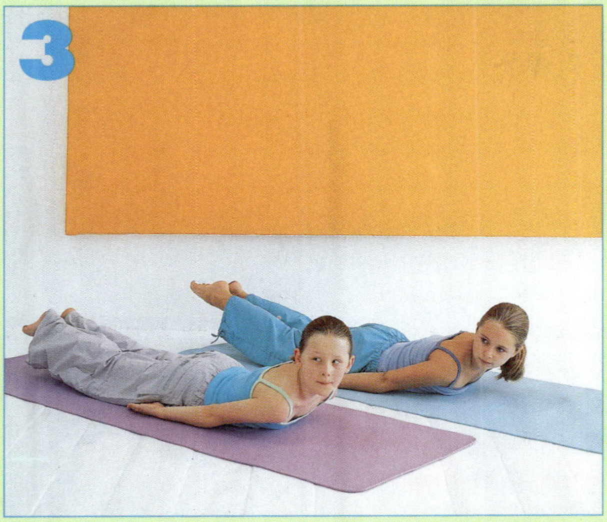

Tournez la tête à droite et à gauche pour explorer le fleuve et agitez votre queue. Essayez de garder la poitrine dégagée, les épaules en arrière tout en respirant librement et profondément cinq fois. Si vous ressentez une raideur dans la nuque, pressez un instant votre menton contre votre poitrine.

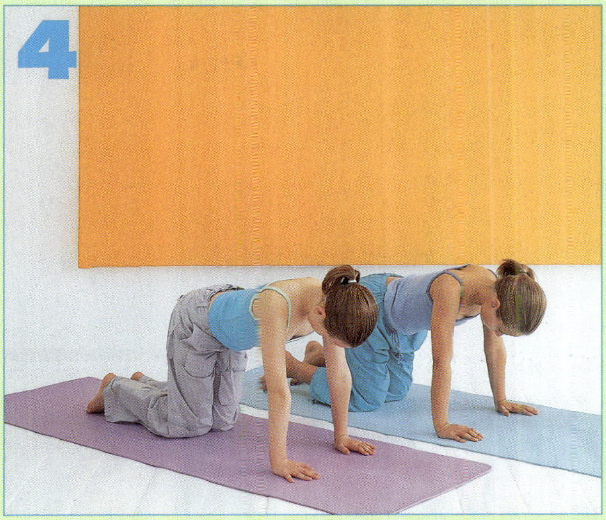

Ramenez vos jambes au sol, puis pliez les bras et placez vos mains paumes vers le bas, écartées d'une largeur d'épaules. Tout en regardant le tapis, mettez-vous à quatre pattes dans la posture du Chat (voir page 79). Essayez d'exécuter ce mouvement de manière aussi fluide que possible.

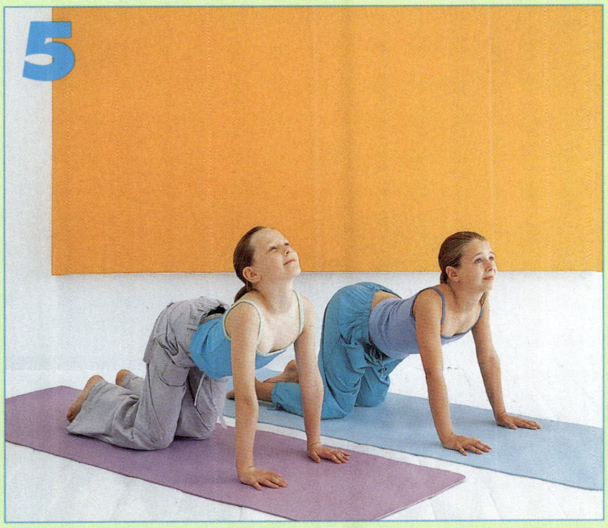

À l'inspiration, regardez vers le haut, bombez le torse et étirez-vous à la faveur d'une forte cambrure. À l'expiration, baissez la tête et regardez votre nombril en restant cambré et en rentrant la poitrine. Enchaînez ces mouvements cinq fois de suite en les ponctuant d'étirements. Imaginez que votre colonne vertébrale est aussi souple que celle d'un chat.

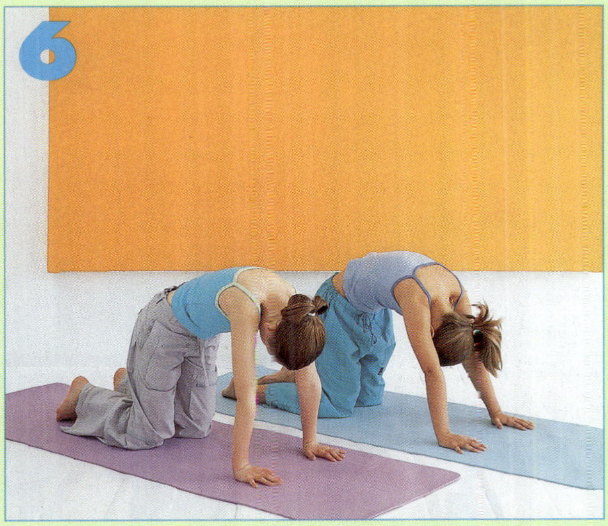

Du chat, passez au chien : en vous cambrant pour la dernière fois, regardez en haut et faites "miaouououu". Ensuite, inspirez profondément puis, en expirant lentement, baissez la tête entre vos bras, levez-vous en prenant appui sur les orteils et haussez les hanches dans la Prosternation du chien (voir page 80). Tendez bras et jambes autant que possible, et restez dans cette position en respirant normalement.

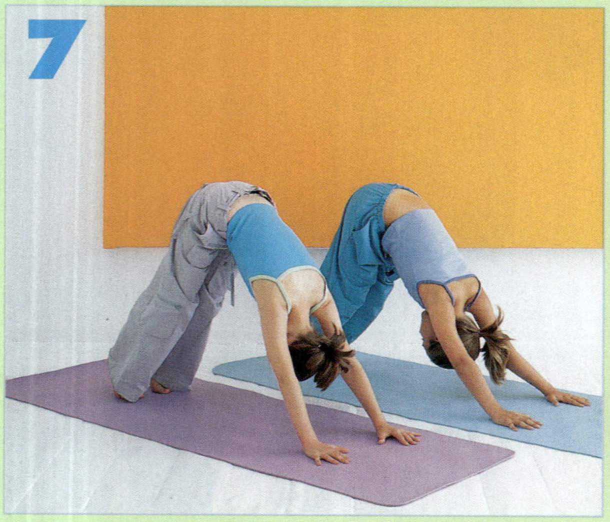

Imitez le grognement du chien, calmement et sans à-coups. Alternez cinq fois cambrures du Chat et de la Prosternation du chien, sans oublier leurs cris quand vous passez de l'un à l'autre. Adoptez à nouveau la cambrure du Chat, puis rabaissez les hanches entre vos bras, et étendez les jambes derrière vous.

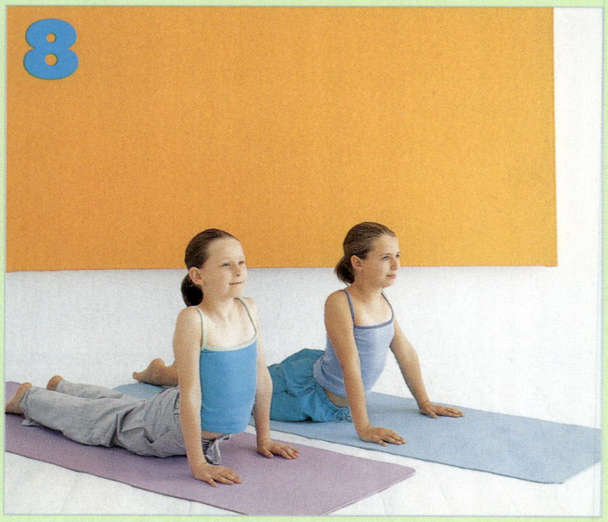

Paumes à plat sur le sol, tendez bien les bras pour étirer la musculature abdominale en soulevant et en dégageant la poitrine dans la posture du Cobra (voir page 55). Ramenez les épaules en arrière et respirez très profondément cinq fois. Ensuite, inspirez et, ce faisant, sifflez comme ce reptile : "sssssss".

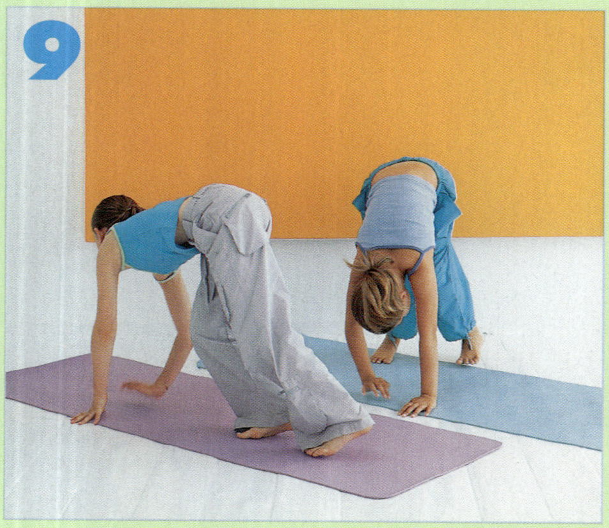

Tout en expirant profondément, revenez à la Prosternation du chien en remontant les hanches. Ensuite, pliez les jambes et marchez comme un ours (voir page 64-65). Promenez-vous autour de la pièce à la recherche de baies ou de racines à manger.

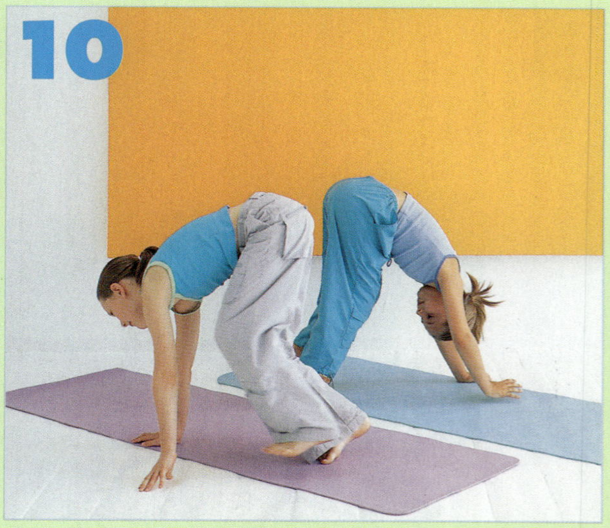

Grognez légèrement – "mmmmmm" – tout en mimant sa quête de nourriture parmi les buissons et les touffes d'herbe. Comme lui, heureux, fredonnez un air. Qui sait, peut-être cherchez-vous du miel ?...

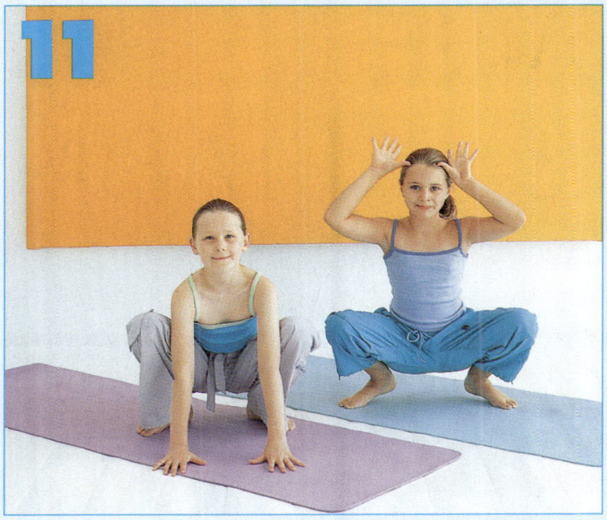

Maintenant, métamorphosez-vous en lapin (voir Ruades du lapin, page 90). Pliez les jambes, accroupissez-vous, genoux largement écartés, et redressez-vous pour quitter la posture de l'Ours. Mettez les mains en oreilles de lapin ou posez-les au sol, comme sur la photo.

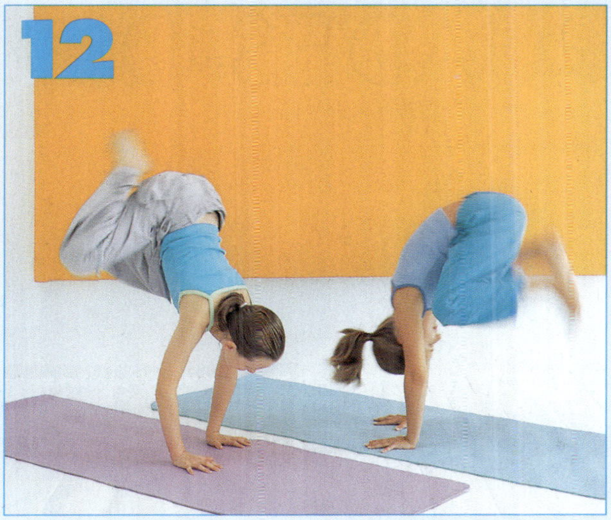

En appui sur les mains, exécutez des ruades en projetant vos hanches vers le haut avant de vous accroupir à nouveau, pieds de chaque côté des mains (voir page 90). Humez l'air et mettez vos mains en pavillon pour écouter les cris des autres animaux.

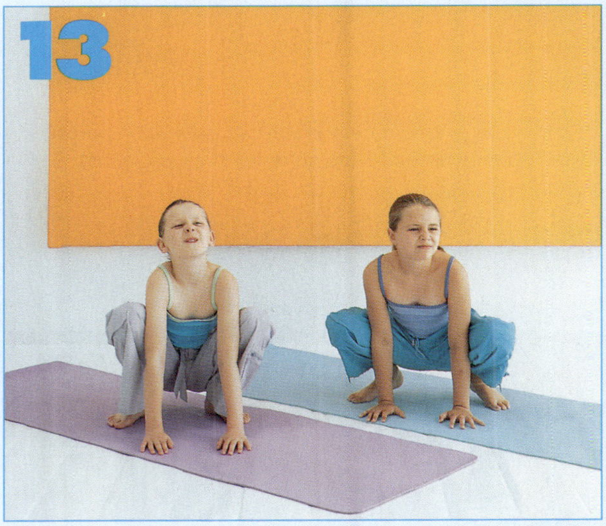

À la faveur d'un accroupissement prononcé, placez vos paumes en contact avec le sol, entre vos pieds. Qui est dans le pré ? Le voyez-vous ? Reniflez en faisant bouger votre nez et tournez la tête à gauche et à droite.

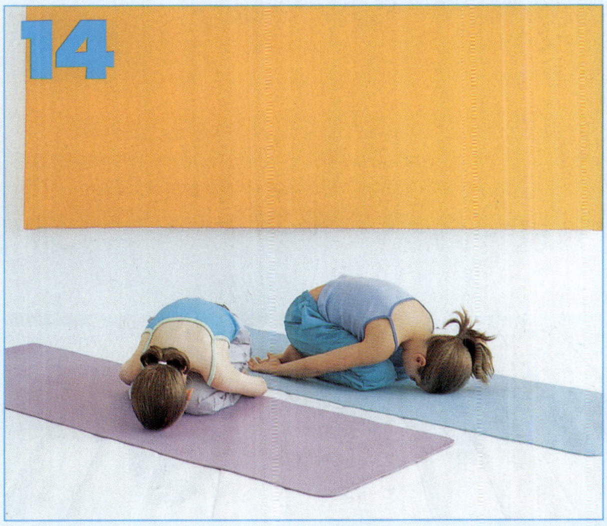

Enfin, agenouillé sur le tapis, penchez-vous en avant et prenez la posture du Loir (voir page 80). Restez immobile et silencieux. Imaginez que vous êtes un petit rongeur endormi dans son terrier – "zzzzzzz". Reposez-vous le temps de huit respirations profondes.

RUADES DE L'ÂNE & DU LAPIN

Un adulte doit conseiller et surveiller l'enfant au cours de ces exercices, après lui avoir lu, s'il le désire, *Le lapin de velours*, d'après Margery Williams, charmant conte plein de magie, d'amour et d'authenticité.

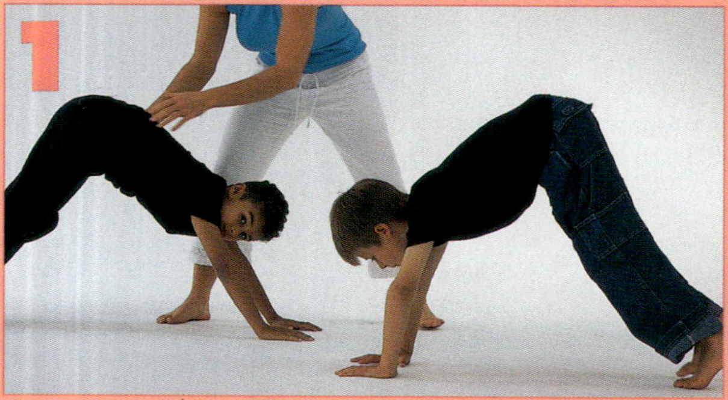

À quatre pattes, comme dans la posture du Chat (voir page 79), et en appui sur les orteils, tendez les fesses vers le haut, en Prosternation du chien (voir page 80).

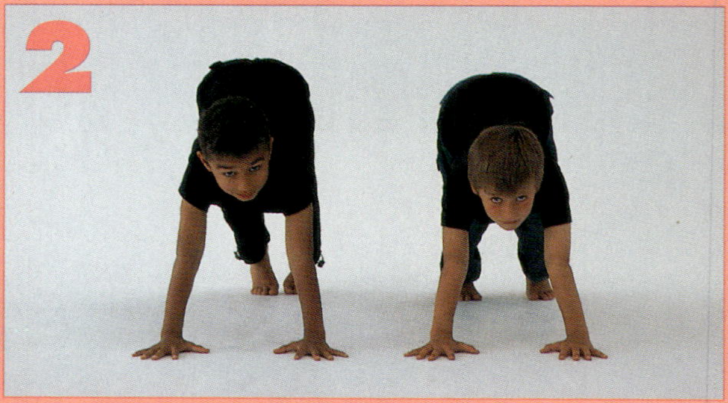

Fléchissez légèrement bras et jambes pour vous préparer à ruer comme un âne. Tête entre les bras, regardez le sol.

Étirez votre colonne vertébrale. Ensuite, faites un saut en projetant une jambe à la fois vers le haut. Tronc toujours à angle droit avec les jambes, paumes en contact avec le sol, doigts écartés comme des racines, tendez les bras pour ne pas tomber en avant. Recommencez dix fois.

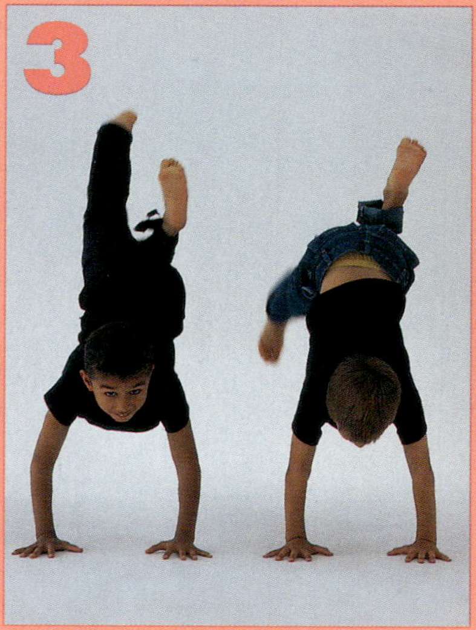

4 Maintenant, ruez des deux pieds en même temps, comme si vous projetiez votre queue blanche vers le haut, et reprenez contact avec le sol à pieds joints. Jambes toujours pliées, essayez d'inspirer pendant la ruade et d'expirer en reposant les pieds. Recommencez dix fois. Enfin, reposez-vous dans la posture du Loir (voir page 80).

URDHO MUKHA VRKSASANA

L'APPUI PALMAIRE

Cette posture, appelée aussi l'"Arbre dressé", est excellente pour améliorer la circulation, redynamiser et stimuler le cerveau. Elle exige la présence d'un adulte. Il vous faudra l'énergie et le courage d'un lion ; alors préparez-vous.

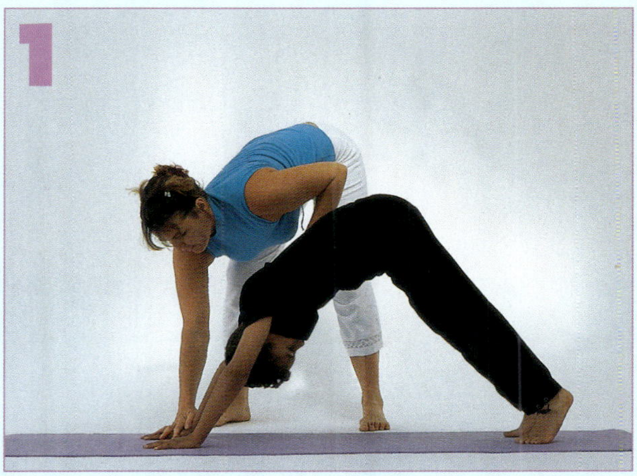

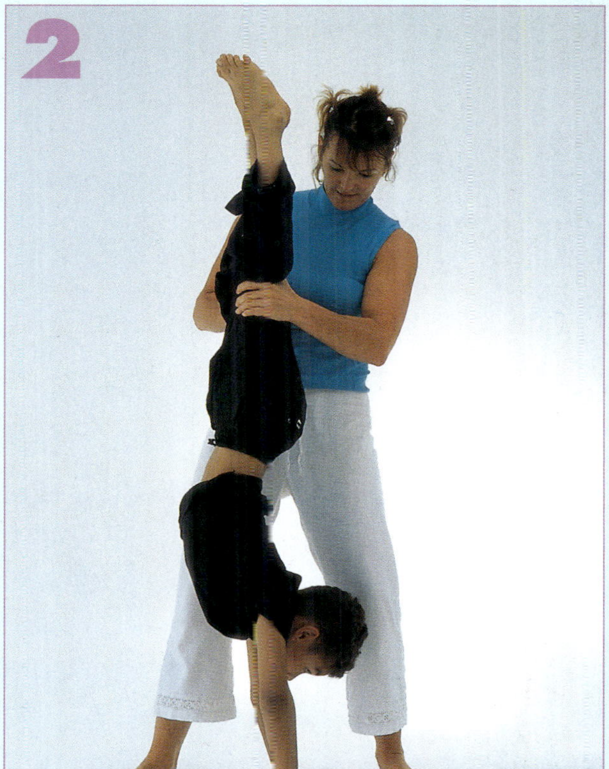

Mettez le tapis contre un mur qui vous sert de "filet" de sécurité lors des sauts de préparation à cette posture. L'adulte doit se placer de côté. Face au mur, adoptez la Prosternation du chien (voir page 80), paumes contre le sol et doigts écartés comme des racines. Tendez les bras comme s'ils étaient des colonnes. Pliez les jambes et projetez-en une à la fois, à la verticale de votre tête, pour que l'adulte puisse les guider vers le mur en soutenant vos hanches.

Veillez à garder les bras tendus et le corps à la verticale pour ne pas pencher d'un côté ou de l'autre. Tête en bas, respirez profondément trois fois puis, à la dernière expiration, ramenez lentement vos jambes au sol, aidé de l'adulte. Jambes pliées et pieds d'aplomb sur le tapis, tronc ballant en avant, adoptez la posture de la Poupée de chiffon (voir page 36). Si vous êtes fatigué, faites le dos rond dans la posture du Loir (voir page 80) et marquez une bonne pause avant de recommencer.

SARVANGASANA
L'APPUI SCAPULAIRE

Également surnommée la Chandelle, cette posture est une aubaine pour le corps et l'esprit. Favorisant remarquablement l'oxygénation cérébrale et stimulant la circulation de l'énergie vitale, elle est fortement recommandée avant examens et compétitions sportives, en fait, avant toute activité exigeant courage et concentration. En sanskrit, *sarva* veut dire "tout" et *anga*, "membres", expliquant ainsi son caractère de panacée. Veillez à ce que le tapis offre à vos épaules un soutien moelleux et qu'un adulte vous aide d'un bout à l'autre pour éviter tout effort excessif à l'étage cervical.

HALASANA
LA CHANDELLE ALLUMÉE

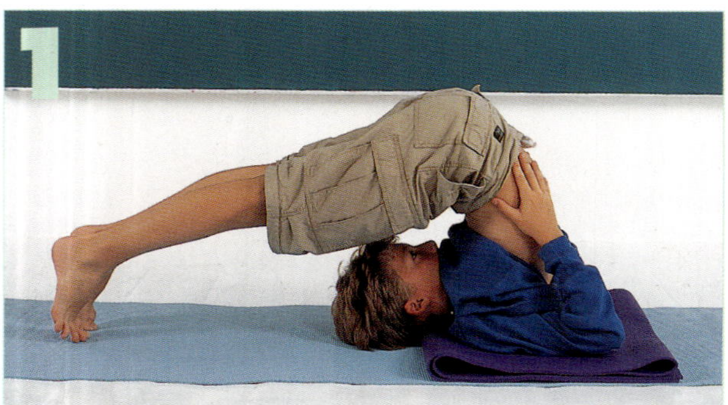

Cette posture s'appelle aussi "la Charrue". En Appui scapulaire, imaginez que vos pieds sont la flamme d'une chandelle que vous voulez éteindre en ramenant vos orteils sur le sol, derrière votre tête, bras en soutien lombaire.

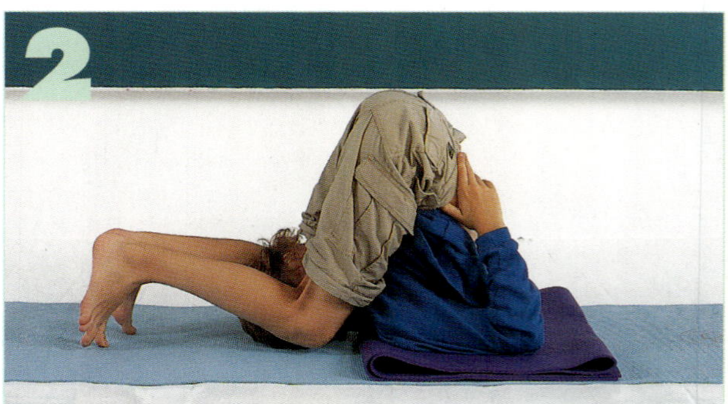

Maintenant, éteignez-la et pliez les jambes en amenant vos genoux à hauteur des oreilles. Serrez-les entre eux comme si vous portiez un casque d'écoute. Fesses dirigées vers le haut – cuisses et tronc formant un angle aigu – restez ainsi le temps de dix respirations avant de reprendre la position initiale.

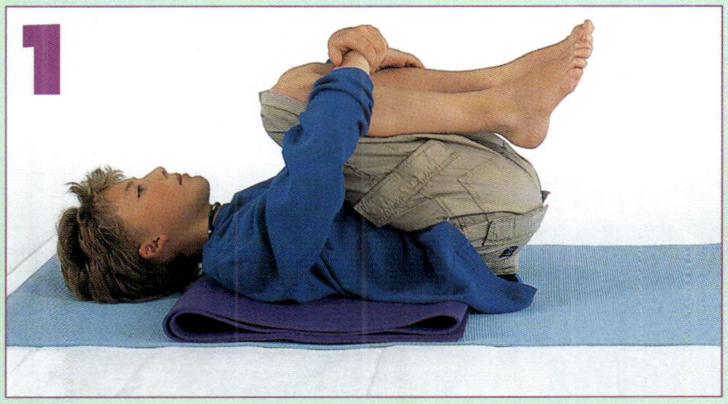

Allongé sur le dos, détendez votre colonne vertébrale avant de commencer. Ensuite, saisissez vos genoux comme ci-dessus pour prendre la position du Hérisson (voir page 23).

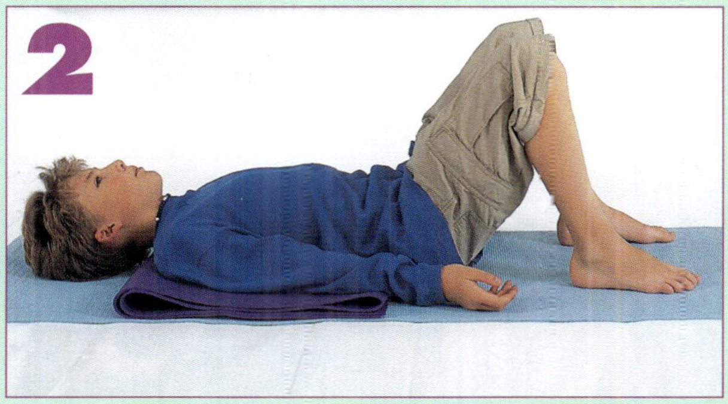

Déroulez votre colonne, et pliez les jambes pour amener vos pieds joints contre vos fesses. Bras le long du corps, pressez le sol avec les paumes et dégagez la poitrine.

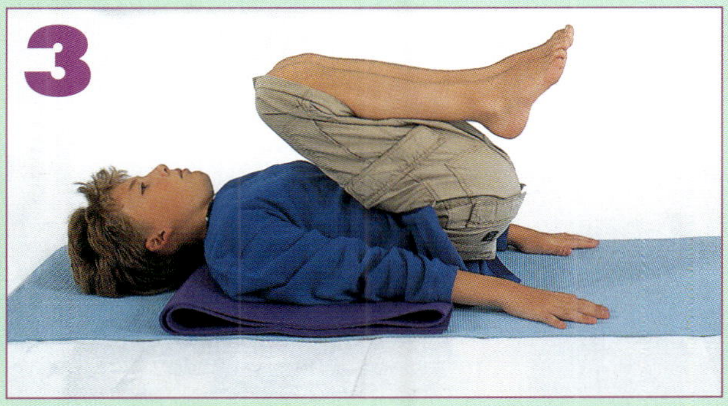

Tout en regardant le plafond, musculature cervicale relâchée (ici, pas de regards furtifs de côté !), pliez les jambes, pieds joints, en remontant les genoux sur votre poitrine. Respirez profondément deux fois.

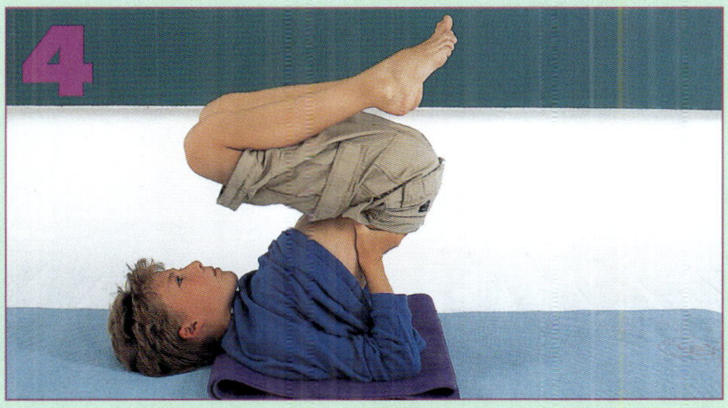

Ensuite, bras et mains en soutien lombaire, placez votre tronc à 45°, orteils dirigés vers le haut. Vous ne devez ressentir aucune tension dans le dos ou le cou.

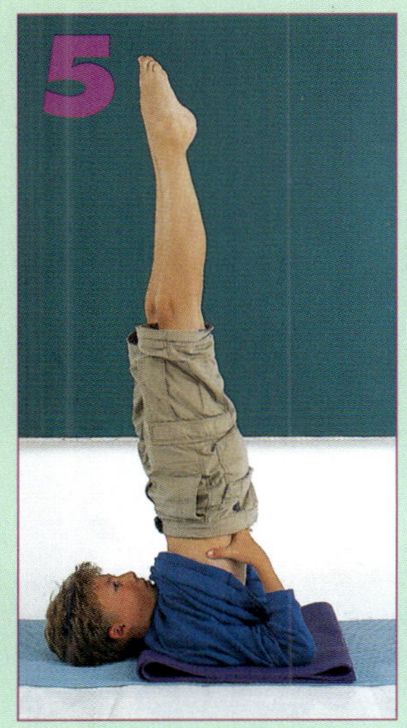

Pieds joints, dépliez les jambes et tendez-les à la verticale, comme une chandelle. Dos droit, mains en soutien lombaire, menton contre la poitrine, écoutez votre respiration, qui doit être régulière. Aussi immobile que possible, inspirez calmement, sans forcer. Reposez vos yeux et savourez cette posture inversée le temps de dix respirations profondes.

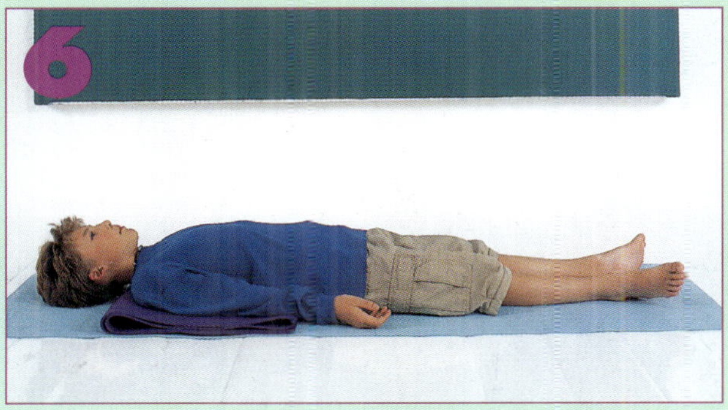

Une fois prêt, repliez les jambes et ramenez-les sur le tapis en déroulant votre colonne vertébrale sur le sol. Enfin, reprenez la posture du Hérisson (voir page 23), et balancez-vous d'arrière en avant pour masser votre dos.

L'ARAIGNÉE

Le soir, dans mon lit, j'aimais psalmodier la comptine suivante tandis que je "marchais" sur le mur pour me mettre en Appui scapulaire ; j'espère que vous aimerez aussi ! À la seconde ligne, redescendez vos jambes, et faites-les remonter à la quatrième.

**"L'araignée, grimaçante, du tuyau de la gouttière escaladait l'intérieur.
Mais, soudainement, la pluie vint et rejeta la pauvre araignée à l'extérieur !
Après, apparut le soleil, radieux, qui fit vite sécher de la pluie toute l'eau ;
Alors, satisfaite, elle put reprendre rapidement l'escalade du long tuyau."**

1 Placez le tapis de gymnastique le long du mur. Allongez-vous sur le dos, plantes des pieds à plat contre la paroi. Si vous êtes fatigué, c'est une bonne manière de vous détendre, mais également un bon préalable à une séance de yoga, étant donné que vous étirez doucement les tendons des jarrets sans forcer.

2 Tout en psalmodiant cette comptine, commencez à "marcher" pour remonter le mur. Une fois que vos pieds sont arrivés assez haut, mettez-vous en Appui scapulaire (voir pages 92-93), les mains en soutien lombaire. Si vous êtes en déséquilibre, réappuyez les pieds sur le mur. Restez ainsi de temps de cinq à dix respirations.

3 Si vous le désirez, avant de marquer une pause, reprenez la posture de la Chandelle allumée (voir page 92).

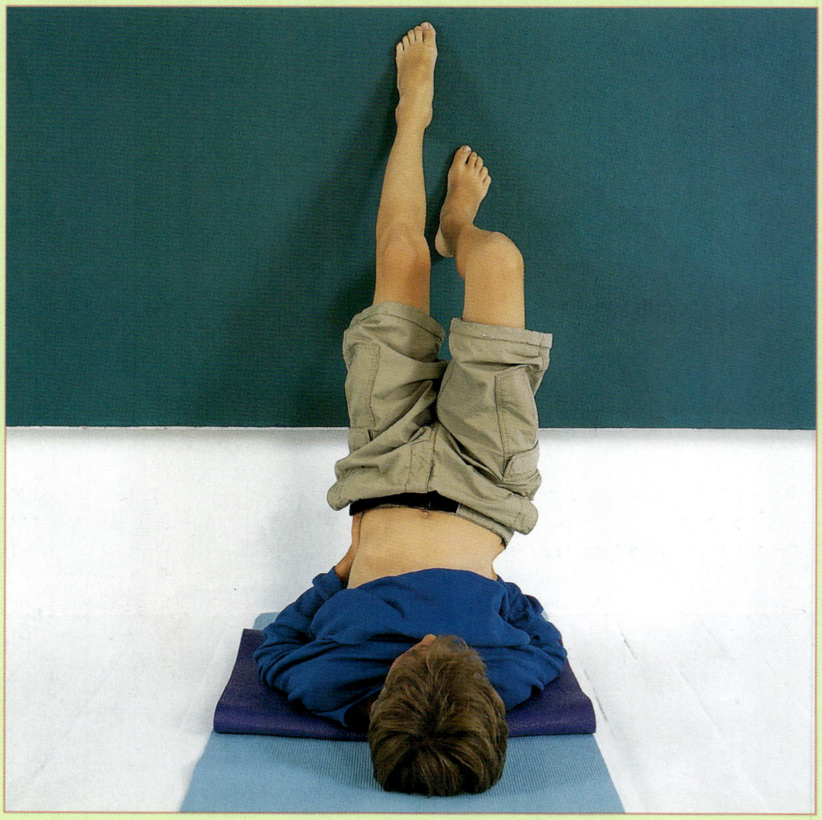

MATSYASANA LE POISSON

Le Poisson, posture inverse de l'Appui scapulaire (voir pages 92-93), se pratique toujours après lui car il relâche la musculature cervicale et celle des épaules. Essayez d'enchaîner les deux postures de manière fluide. En sanskrit, *matsy* veut dire "poisson". On dit que cette asana aide à flotter aisément sur l'eau, peut-être parce qu'elle soulève la poitrine au-dessus de la surface, facilitant la respiration profonde.

BIENFAITS :

L'élévation de la zone laryngée et du buste favorise la respiration profonde tout en augmentant le volume thoracique et la capacité respiratoire. Le Poisson contribue à l'élimination des déchets métaboliques, remédiant ainsi à la constipation. En fin de posture, gardez la poitrine dégagée pour soulager la zone lombaire.

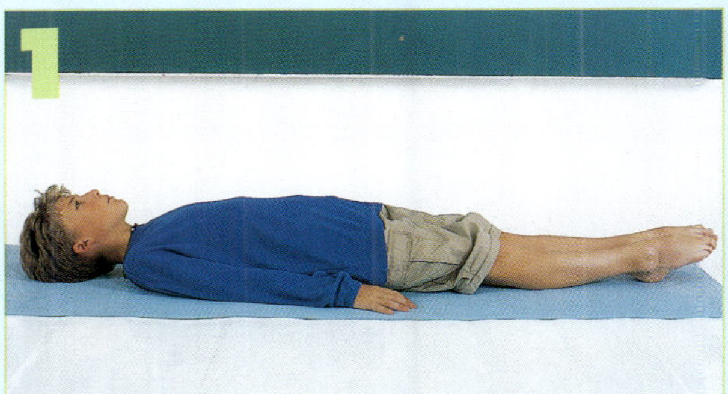

Allongé sur le dos, bras le long du corps et paumes contre le sol, étendez vos jambes jointes, orteils dans le prolongement des tibias. Relaxez visage, yeux et sourcils. Ensuite, imaginez qu'on verse lentement une coupe d'or liquide sur votre front pour dissiper toute sensation d'"étau".

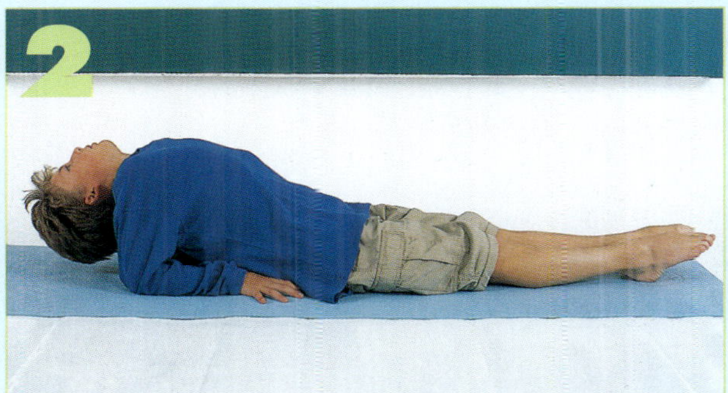

Après vous être relaxé le temps d'environ dix respirations profondes, mettez-vous en *matsyasana* : en appui sur les coudes, soulevez votre buste en laissant votre tête retomber en arrière. Levez haut la poitrine pour que votre dos se creuse et forme un pont. Restez ainsi le temps de dix respirations profondes avant de vous détendre à plat dos.

"ON NE VOIT BIEN QU'AVEC LE CŒUR.
L'ESSENTIEL EST INVISIBLE
POUR LES YEUX."

ANTOINE DE SAINT-EXUPÉRY,

LE PETIT PRINCE

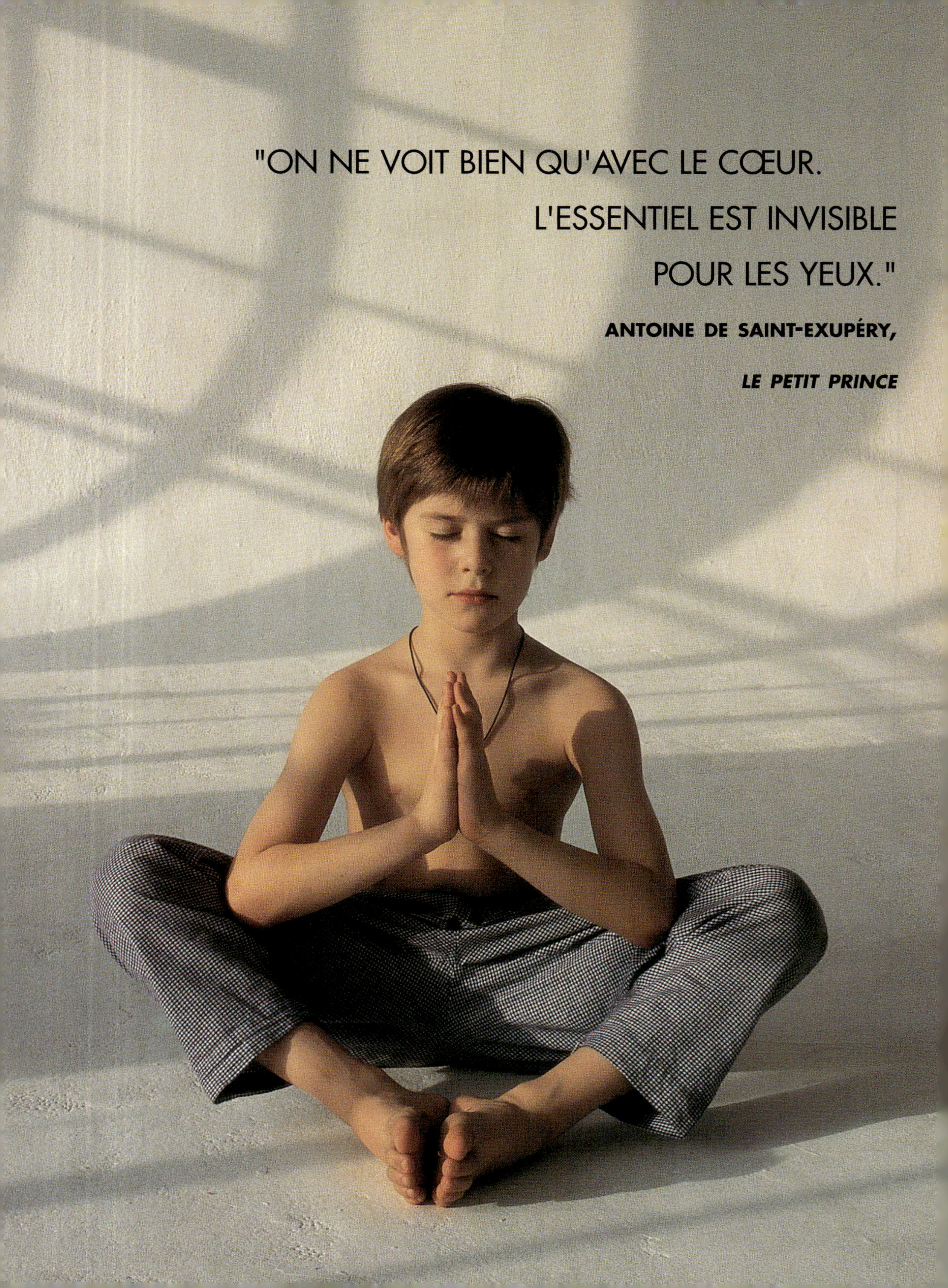

EXERCICES DE RELAXATION

Avant d'entamer ces exercices, il convient d'abord de se contracter, puis de s'étirer, pour vraiment distinguer, par exemple, le fait de rentrer le ventre et celui de le relâcher. Avant de passer aux visualisations dirigées, commencez par des étirements simples. Quand vous vous contractez intégralement, et que vous retenez votre souffle avant de vous détendre totalement, vous évacuez les tensions physiques et mentales. Tout devient plus simple, plus facile et plus agréable.

L'ÉTOILE DE MER EN EXTENSION

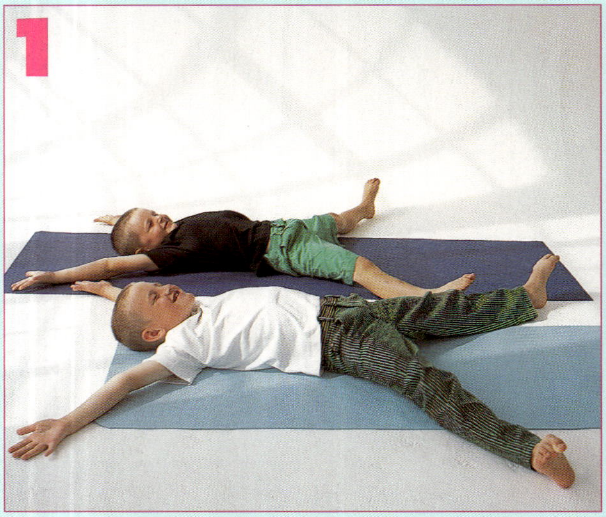

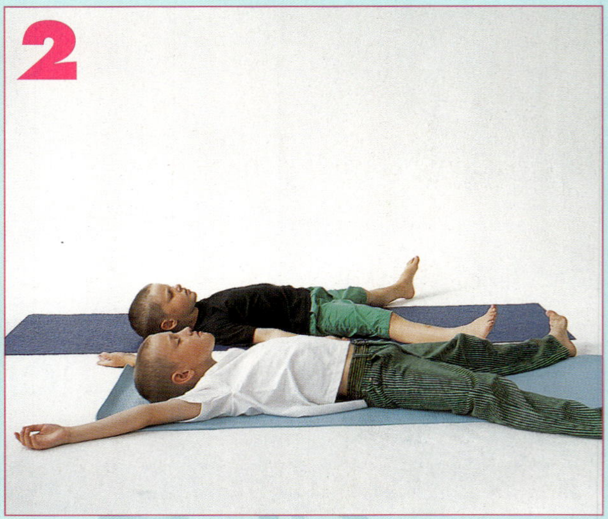

Allongé sur le dos, prenez la posture Faire le mort (voir page 22), mains le long du corps et pieds détendus, tournés vers l'extérieur. Respirez cinq fois profondément. Ensuite, inspirez en étalant vos membres au maximum, telle une énorme étoile de mer.

Maintenant, à l'expiration, relaxez-vous totalement pour que votre corps devienne mou et flasque. Imaginez que vous êtes une algue flottant librement à la surface de la mer. Respirez cinq fois profondément avant de reprendre la posture Faire le mort. Recommencez trois fois.

L'ÉTOILE DE MER ENDORMIE – JEU

Allongez-vous, chacun sur son tapis, immobile, telle une étoile de mer détendue (voir phase 2, ci-dessus), yeux clos. Un adulte passe entre vous et soulève un bras par-ci, une jambe par-là, ou touche une oreille, puis un nez, vérifiant votre "mollesse". Restez absolument immobile, totalement concentré sur votre relaxation, sinon vous êtes éliminé du jeu.

Voici la meilleure manière de rester immobile et mou : concentrez-vous sur le "flux et le reflux" de votre respiration en imaginant que vous flottez, porté par les vagues. Écoutez le bruit de votre souffle, ô combien semblable à celui du ressac.

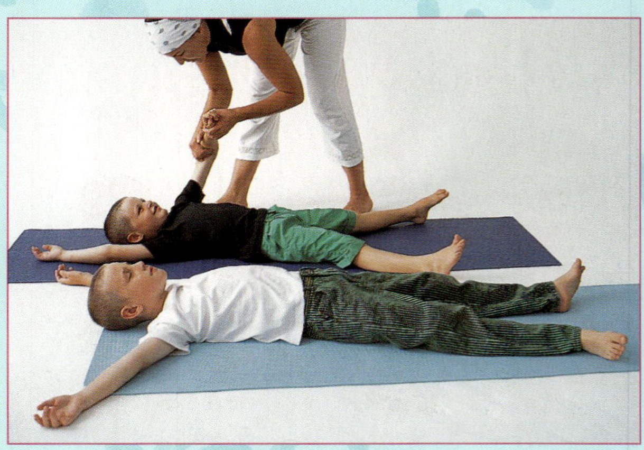

L'ÉTOILE DE MER ASSISE

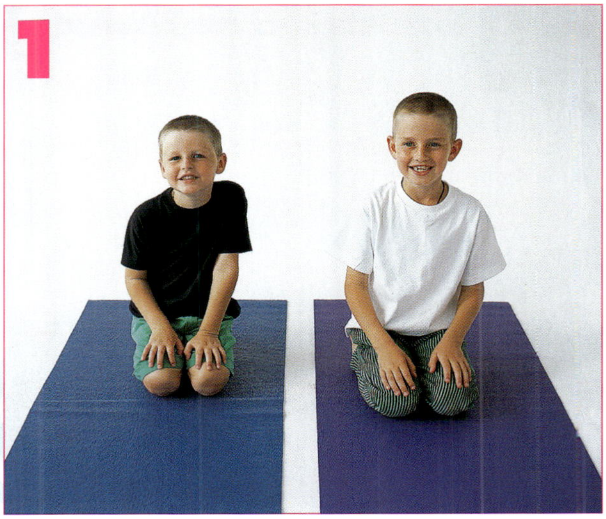

Agenouillez-vous sur le tapis, paumes sur les genoux, dos droit, et regardez devant vous.

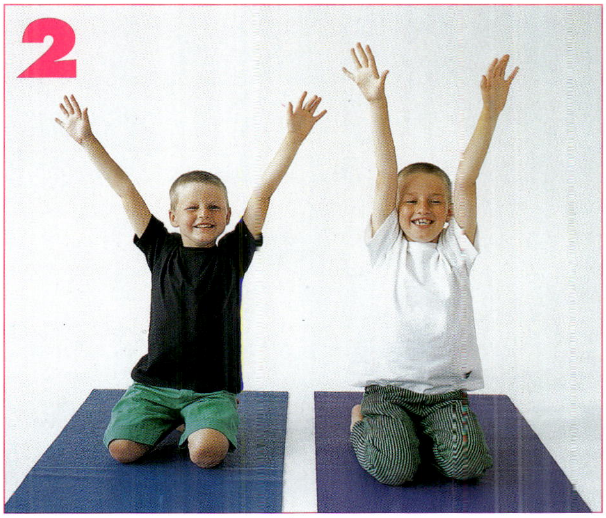

Étirez autant que possible vos bras en oblique ou à la verticale, mains ouvertes et doigts en éventail.

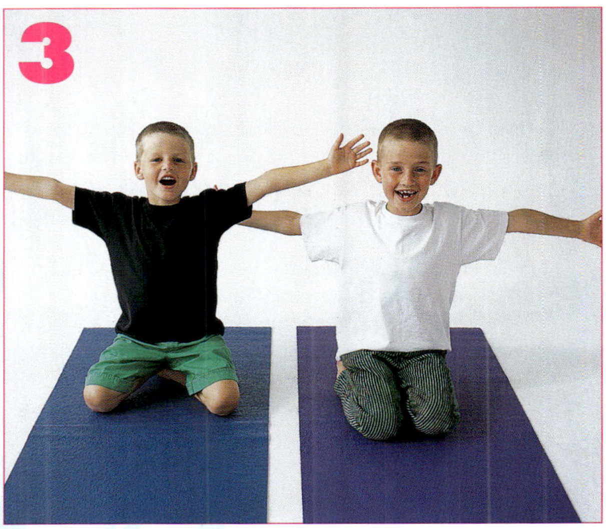

Inspirez et tendez les bras latéralement, comme une grosse étoile de mer. À l'expiration, reposez les bras sur vos genoux et détendez-vous. Recommencez trois fois.

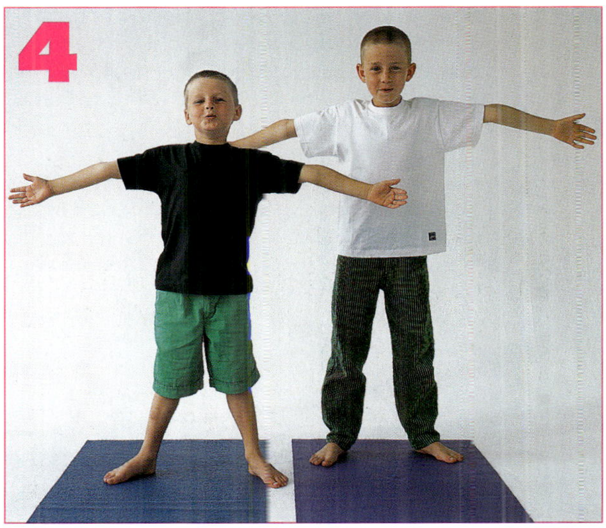

À partir de la station debout, reprenez les phases 2 et 3 puis, pieds écartés d'une largeur de bassin, orteils dirigés vers l'extérieur et mains le long du corps, étendez les bras à l'expiration.

LES VISUALISATIONS

Les visualisations et parcours dirigés pratiqués en état de relaxation profonde conviennent à tous les âges. Après avoir induit chez l'enfant une "détente confiante", tamisé l'éclairage et posé sur lui une couverture si nécessaire, un adulte suggère des visualisations selon les modalités suivantes :

EXERCICE N°1 : RESPIRER, IMAGINER, PERCEVOIR

1 Allongez-vous pour Faire le mort (voir page 22). Ensuite, fermez les yeux et imaginez un magnifique paysage comportant un lac, des arbres et des fleurs. Vous y êtes ? C'est un endroit merveilleux pour un pique-nique ; d'ailleurs, vous sentez la chaleur du soleil sur votre dos.

2 Utilisez votre souffle comme une baguette magique : à la faveur de votre respiration, le paysage se fait plus net et gagne en relief. Maintenant, observez la couleur du lac et les différents types d'arbres qui le bordent, les bateaux qui s'y promènent et la flore qui pousse sur ses berges. De quelles couleurs sont les fleurs ? Examinez-les ; l'une est rouge, l'autre rose, une autre encore, jaune, orange ou bleue.

3 Encore une respiration profonde et vous contemplez l'ensemble du paysage. Où vous trouvez-vous ? Sous l'effet de la brise, l'eau lèche le rivage. Humez le parfum des fleurs, l'air chaud ou frais... Du bout des doigts, appréciez la température de l'eau – est-elle chaude ? Froide ? Écoutez les sons alentour – qu'évoquent-ils pour vous ?

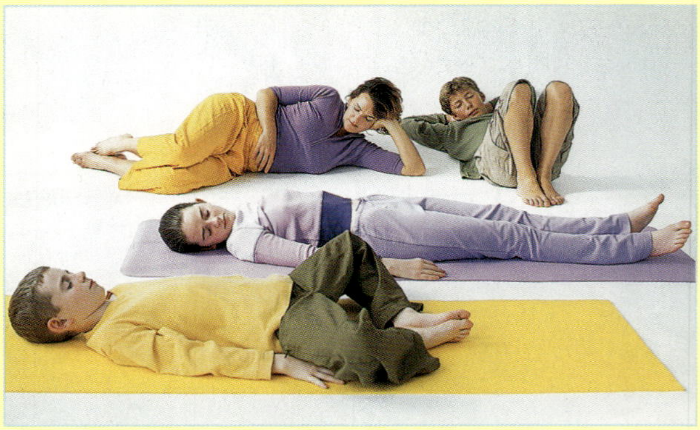

4 Savourez la beauté des lieux, entouré d'arbres et de fleurs, baigné par le parfum de chacune. Maintenant, dites au revoir au paysage, car il est temps de rentrer chez vous. Un.. deux... trois... Au revoir.

5 Très lentement, remuez doigts et orteils, relâchez les traits de votre visage et offrez à votre corps un FORMIDABLE "bâillement". Enfin, revenez à la réalité, pleinement dispos, après la visite de ce havre secret !

EXERCICE N°2 : LE BAIN ARC-EN-CIEL

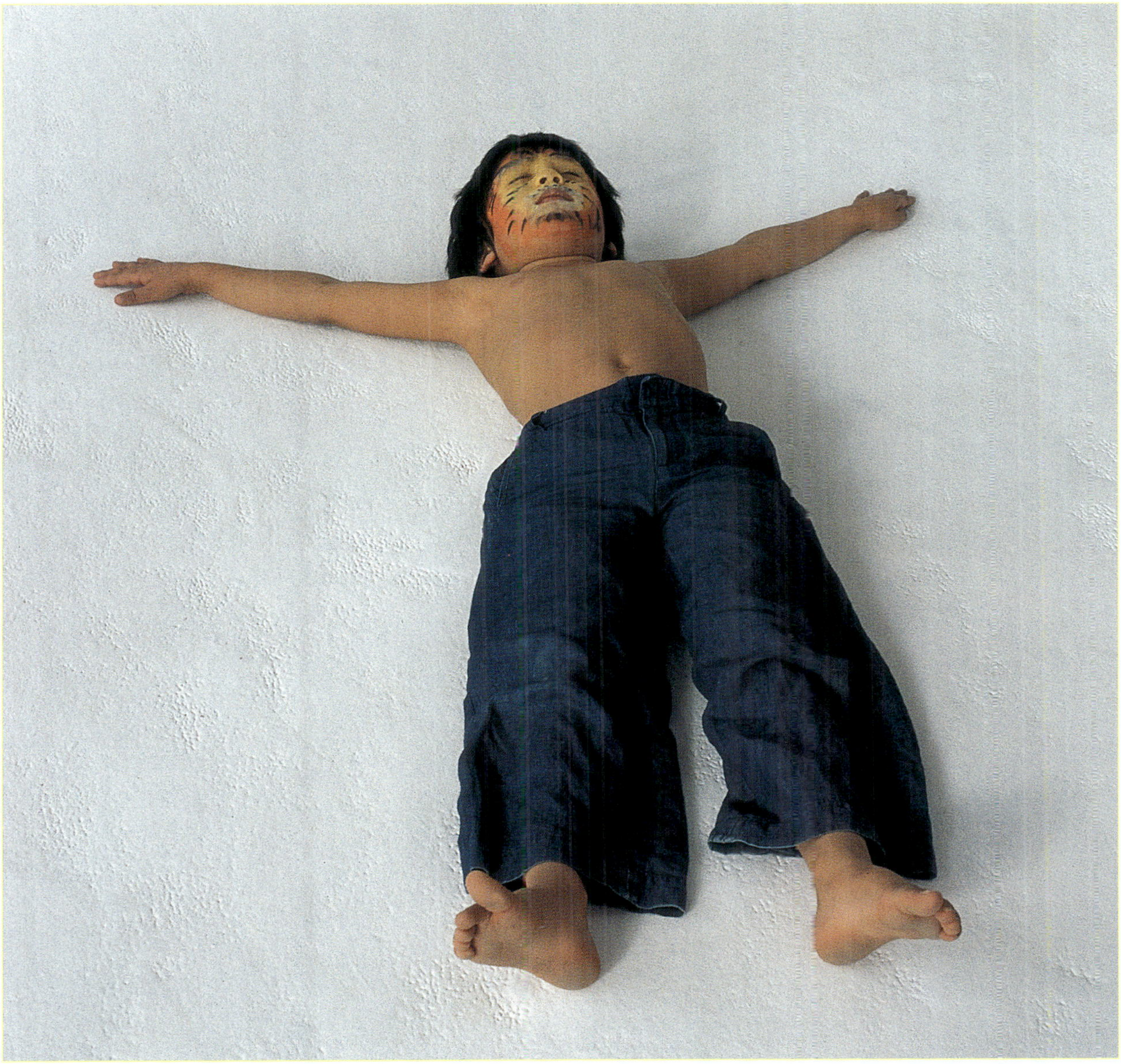

1 Adoptez la posture Faire le mort (voir page 22). Puis fermez les yeux et imaginez que votre corps, telle une algue, flotte à la surface de l'eau. Respirez profondément.

2 Tandis que vous flottez dans l'eau bleue et chaude, imaginez un grand arc-en-ciel au-dessus de votre tête. Vous contemplez ses couleurs, une par une, vous baignant successivement dans le rouge... l'orangé... le jaune... le vert... le turquoise... l'indigo... le rose... le violet... et l'or.

3 Sensibilisez-vous au caractère de chacune et inspirez-la. Ensuite, choisissez celle qui sera votre préférée pour la journée et plongez-vous-y quelques instants – 1 minute de bain arc-en-ciel.

4 Très lentement, remuez doigts et orteils. Relâchez les traits de votre visage et offrez à votre corps un FORMIDABLE "bâillement", c'est-à-dire un étirement prononcé dans tous les sens. Revenez lentement à la réalité, complètement redynamisé après la visite de ce havre secret !

YOGA NIDRA
LE YOGA "HYPNOTIQUE"

Le yoga *nidra*, qui convient à tout âge, fait bénéficier les enfants d'une relaxation profonde – d'où le qualificatif "hypnotique" – assimilable à un véritable "bain" qui libère le subconscient et l'imagination. Il induit une détente redynamisante au cours de laquelle vous plongez de l'état de veille, conscient, caractérisé par ses "bruits de fond" parasites, l'anxiété et les habitudes, dans le royaume du subconscient. Le corps, l'esprit et l'émotionnel y sont régénérés ; la connaissance s'étend, la mémoire s'améliore et, dispos, vous sortez de ce bain revivifié. Précieux chez l'adulte pour évacuer le stress, cette technique remarquable vaut la peine d'être proposée aux enfants, à condition que les séances soient brèves – pas plus de dix minutes – ces derniers plongeant plus "profondément" que leurs aînés. L'enchaînement que je présente ci-contre se décompose en trois phases : respiration, balayage corporel (qui aide l'enfant à identifier les différentes parties de son corps, ainsi qu'à les visualiser tout en acquérant sérénité et attention) et relaxation.

SUPPLÉMENTS À LA RELAXATION

Après la séance, profitant de la détente et de l'état contemplatif dans lequel se trouve l'enfant, proposez-lui des activités calmes, telles que celles-ci :

- Lisez un récit – chacun votre tour, si vous le souhaitez – ou inventez-en un au contenu duquel vous participerez tous les deux.
- Durant l'exercice Respirer en cercle (voir page 123), commentez la séance de yoga.
- Composez un *sarkalpa* – expression optimiste – que vous vous répéterez en raison de son caractère apaisant et positif.

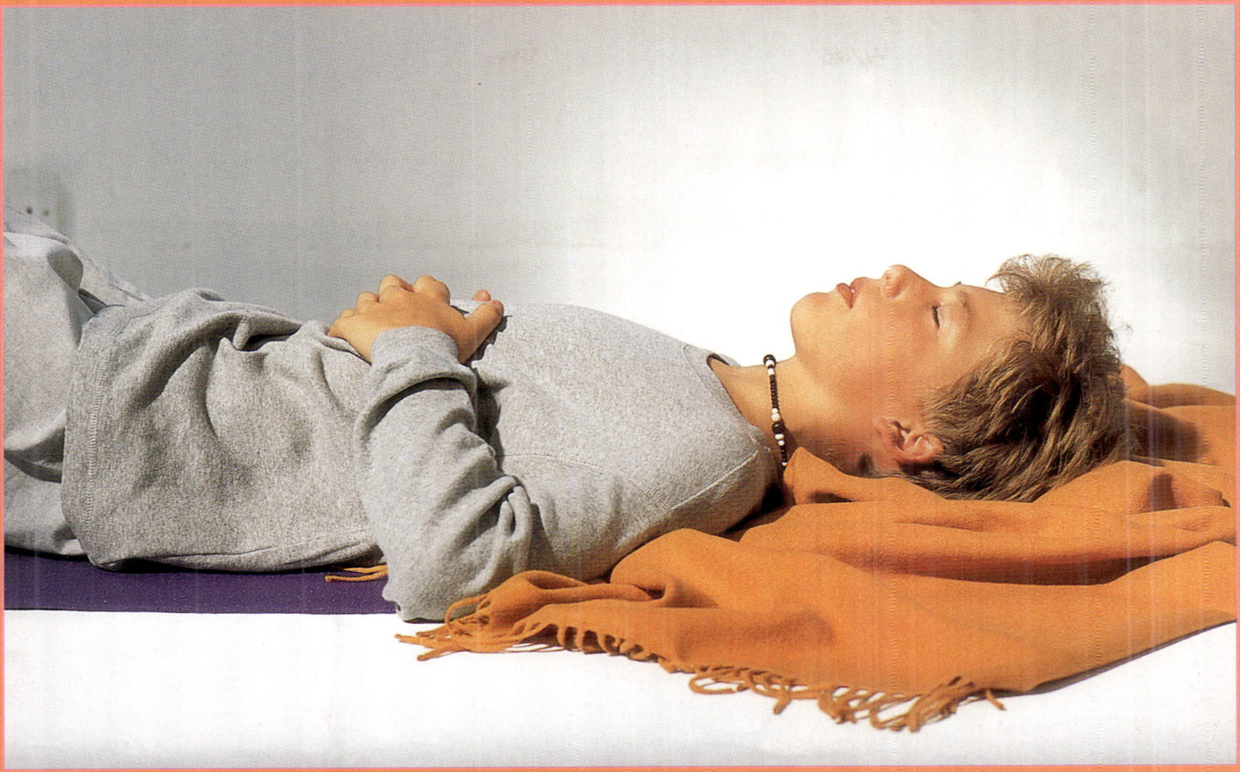

RESPIRATION ABDOMINALE DÉTENDUE

1 Asseyez-vous jambes croisées, dos droit, ou allongez-vous à plat dos. Tout en respirant profondément, imaginez un bateau en papier qui, posé sur votre ventre, monte et descend au gré de votre respiration (voir page 108). Sensibilisez-vous à votre nombril qui s'élève à l'inspiration et s'abaisse à l'expiration. Respirez cinq fois profondément.

2 Chaque fois que vous expirez, dites-vous ou chuchotez-vous mentalement le mot "paix", à répéter cinq fois. Ensuite, choisissez un mot qui évoque pour vous joie et sérénité – un seul, pas une phrase. Le temps de cinq expirations, concentrez-vous sur lui. Mais, si vous le désirez, prononcez-le à voix haute.

BALAYAGE CORPOREL

1 Maintenant, tel un papillon se posant sur différentes parties du corps, concentrez-vous successivement sur chacune des vôtres tandis que l'adulte la désigne, des orteils au sommet de la tête en passant par la cheville, le pied, le genou et la hanche droits ; sans oublier les organes sensoriels. Accordez-vous quelques instants pour vous concentrer sur la zone corporelle en cours de relaxation.

2 Poursuivez par le côté gauche du corps en commençant par les orteils et en finissant par la tête, sans oublier les organes sensoriels (oreille, œil, nez, bouche et langue).

RELAXATION PROFONDE

1 L'état de profonde détente ainsi induit chez l'enfant permet de l'initier à la visualisation (voir pages 100-101) – par ex. au Bain arc-en-ciel. Accordez-lui 10 minutes maximum.

2 Pour le "réveiller" progressivement, aidez-le à reprendre conscience de la pièce, puis de son corps. Remontez les stores ou tirez les rideaux s'ils ont été abaissés ou fermés. Puis il s'étire progressivement des orteils au sommet de la tête, à la faveur d'un "bâillement" intégral du corps. Enfin, il roule sur le côté et reste ainsi quelques instants avant de s'asseoir.

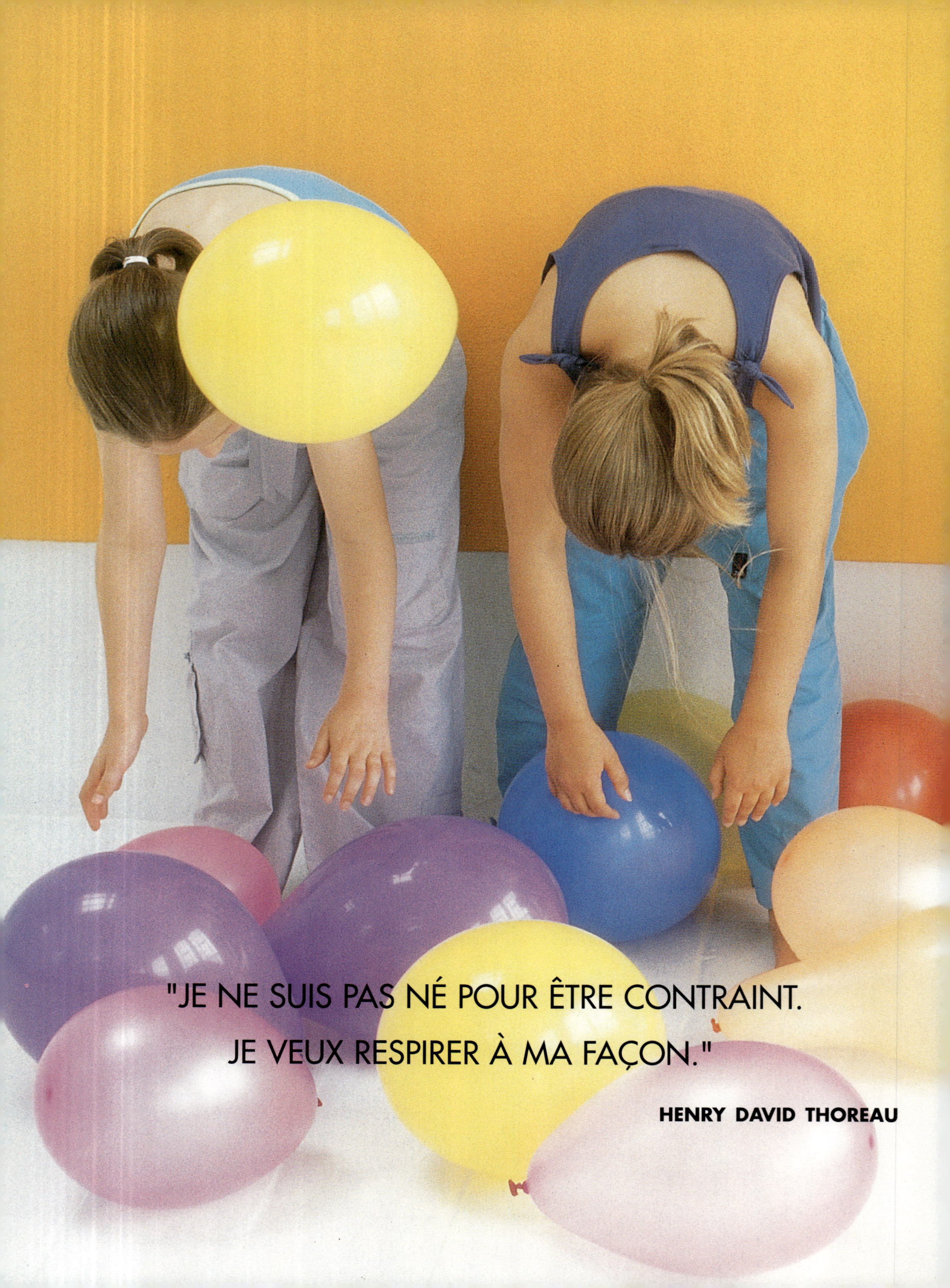

"JE NE SUIS PAS NÉ POUR ÊTRE CONTRAINT.
JE VEUX RESPIRER À MA FAÇON."

HENRY DAVID THOREAU

ÉVEIL SENSORIEL & RESPIRATION

Dans son livre *Le Secret des enfants heureux*, Steve Biddulph conseille de dispenser aux enfants une stimulation sensorielle régulière pour qu'ils se développent harmonieusement et s'épanouissent. Jeux et exercices éveillant toucher, goût, vue, audition et odorat peuvent être intégrés à une séance de yoga dont les postures, à la fois défis et méditations dynamiques, s'inscrivent toujours dans le continuum corps-esprit, au lieu de séparer ces deux entités.

L'ÉCOUTE ANTAR MOUNA

L'expression *antar mouna* veut dire "silence intérieur" ; d'ailleurs, dans cet exercice destiné à le rendre attentif et réceptif, l'enfant est invité à se concentrer sur ses pensées et ses sensations, aussi inspirez-lui sécurité, calme et immobilité, mais pas au point qu'il s'endorme !

1 L'adulte émet trois sons différents – par exemple claquement de langue, froissement d'une pochette en papier, tapement des mains dans l'eau, coupage d'une pomme en quartiers, ou encore enregistrements de chants d'oiseaux ou de cris d'animaux sauvages – ponctués de pauses. Répétez les sonorités choisies trois fois (rappelez-vous que les enfants aiment la répétition). Demandez à l'enfant de reconnaître ou de décrire chaque son.

2 Maintenant, répétez les sons à différentes distances de lui. Demandez-lui d'écouter les plus lointains, puis de dire lequel lui semble le plus proche, et s'il en entend un autre dans l'intervalle ; enfin d'identifier chacun d'eux.

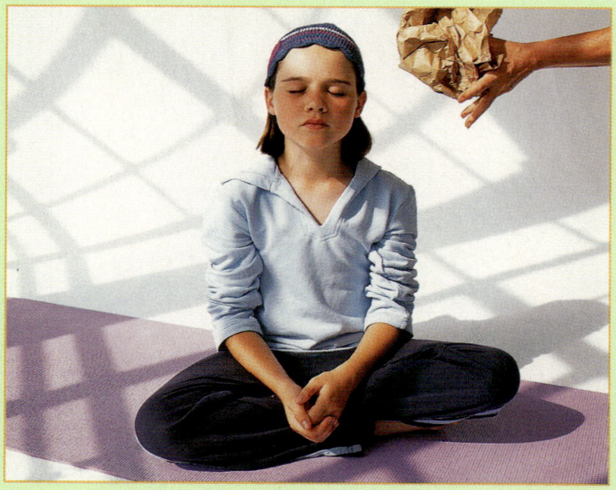

LA VISION TRATAK

Le tratak, c'est-à-dire la fixation d'un point, développe concentration et mémoire. L'adulte, obligatoirement présent quand une bougie est allumée, peut chronométrer cet exercice.

1 Assis à 90 cm de la bougie allumée, l'enfant doit en fixer la flamme puis, au bout d'une minute, fermer les yeux pendant la même durée et essayer de voir mentalement la flamme avant de les rouvrir.

2 À l'aide d'un ordinateur, faites une sortie papier du mot "joie" imprimé en caractères gras sur une demi-page de format A4, avec un point noir au centre du "o". L'enfant, assis en tailleur, dos droit, tient le papier à bout de bras devant lui et fixe ce point noir pendant une minute. Ensuite, il ferme les yeux une seconde, puis les rouvre, et le voit à nouveau. Où est-il ? Qu'il répète l'exercice mais, cette fois, en fermant les yeux une minute. Demandez-lui ce qu'il voit.

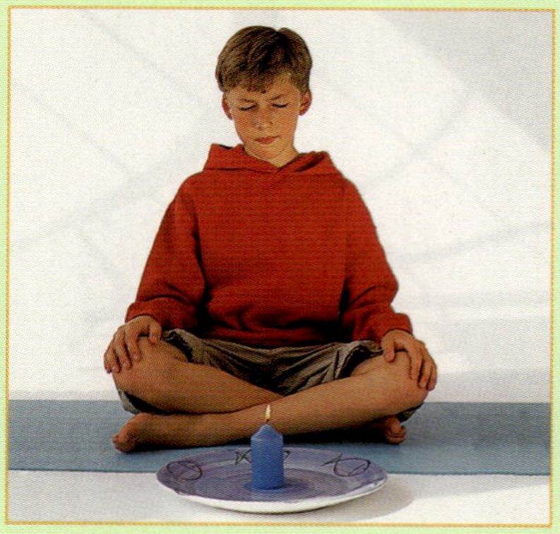

EXERCICES DE VISION

Répétez cinq fois de suite chacun des exercices suivants, puis celui intitulé Vision de près et de loin. Exécutés lentement, ils régénèrent et tonifient les muscles oculaires.

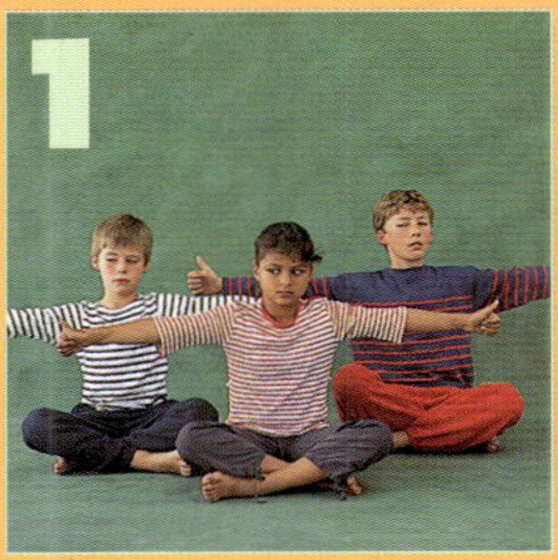

Mouvements latéraux : bras écartés et pouces en l'air, sans bouger la tête, regardez le pouce droit, revenez au centre, puis regardez le pouce gauche. Recommencez.

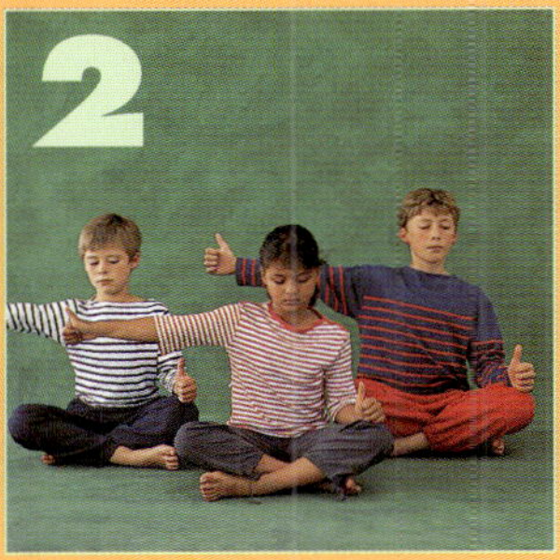

Mouvements obliques : poing gauche posé sur le genou correspondant, regardez le pouce droit, puis le gauche. Fermez les yeux une minute. Changez de côté.

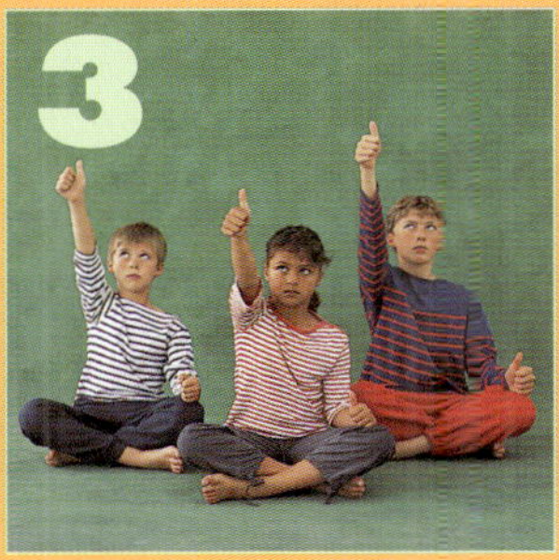

Mouvements de haut en bas : les poignets posés sur les genoux, levez le pouce droit bien haut, en le suivant des yeux, puis redescendez. Changez de côté.

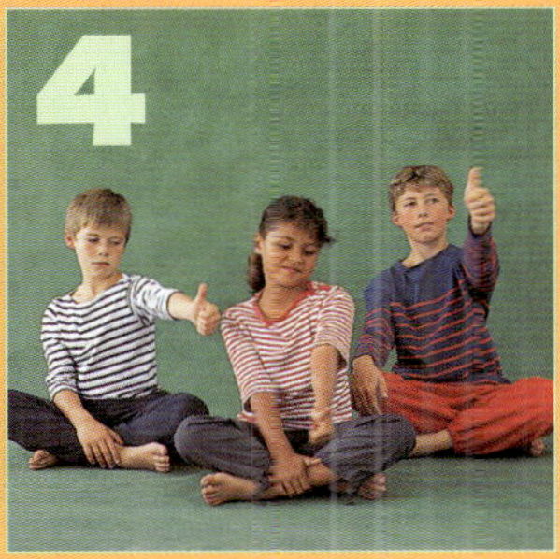

Rotation : d'un pouce, décrivez un large cercle dans l'espace, d'abord dans le sens des aiguilles d'une montre, en le suivant des yeux, puis dans l'autre sens. Changez de côté.

VISION DE PRÈS ET DE LOIN

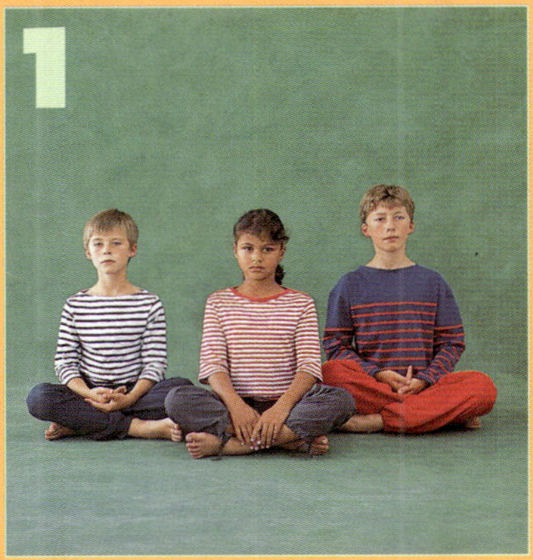

Mains posées comme sur la photo, regardez l'extrémité de votre nez (très près), puis un objet lointain. Alternez ces deux visions trois fois de suite.

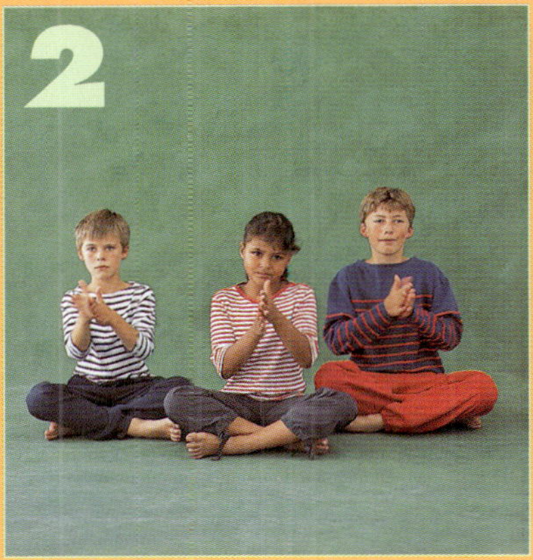

Pour conclure cette série d'exercices, avant d'appliquer vos paumes sur vos yeux, chauffez vous les mains en les frottant vigoureusement l'une contre l'autre quelques instants.

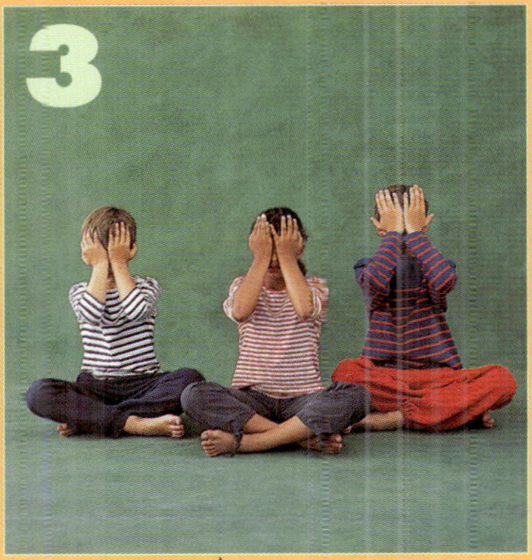

Fermez les yeux, détendez-vous et appliquez-y vos paumes. Restez ainsi quelques instants et recommencez trois fois.

EXERCICES RESPIRATOIRES POUR TOUS ÂGES

La respiration oxygène le sang, qui alimente les cellules de l'organisme, et élimine le gaz carbonique. La flore fait le contraire : elle absorbe du gaz carbonique et produit de l'oxygène, raison pour laquelle nos forêts sont indispensables au maintien de toute vie. Respirer profondément et librement favorise détente et bonne santé. Les exercices suivants permettent d'explorer les effets de la respiration grâce à la vue et à l'ouïe.

LES BATEAUX EN PAPIER

Un bateau en papier posé sur votre abdomen vous permet d'en observer les mouvements ascendants et descendants, au gré de votre respiration. Cet exercice dissipe les tensions péri-ombilicales.

Allongé au sol sur le dos, placez un bateau en papier sur votre abdomen, yeux clos, bras complètement détendus, et sensibilisez-vous à ses mouvements ascendants et descendants, au gré de votre respiration, comme il le fait sur les vagues.

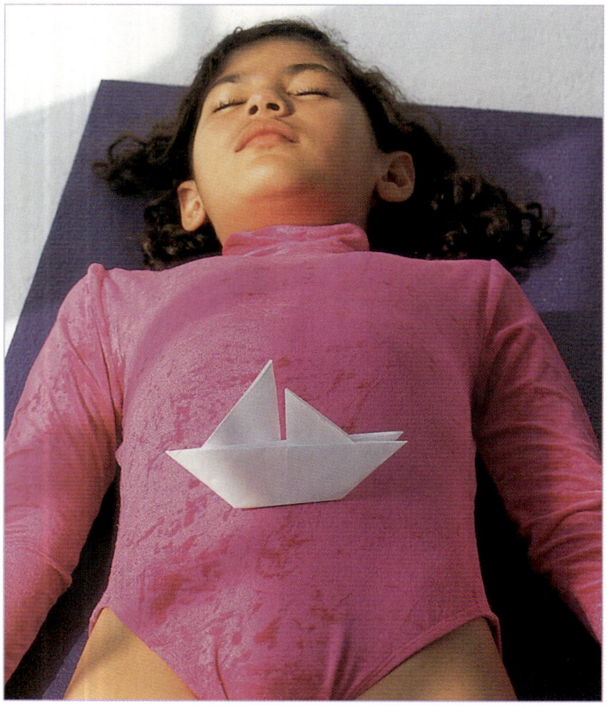

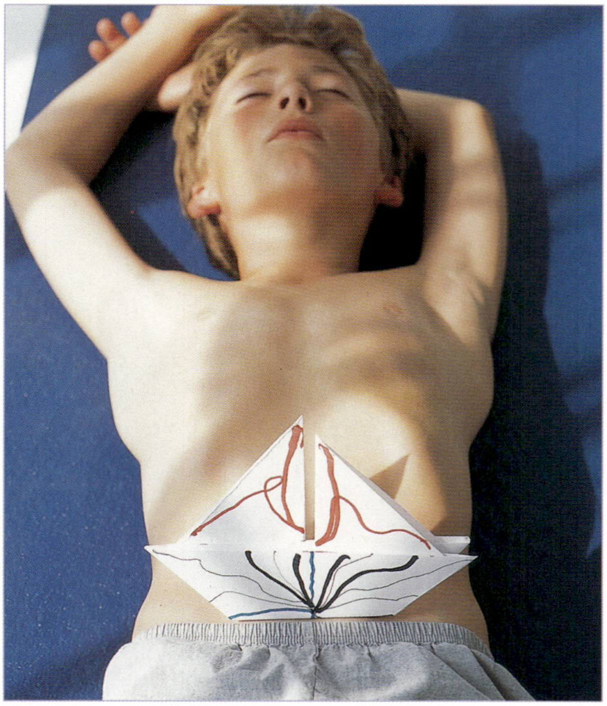

FAIRE ÉCLATER UN BALLON

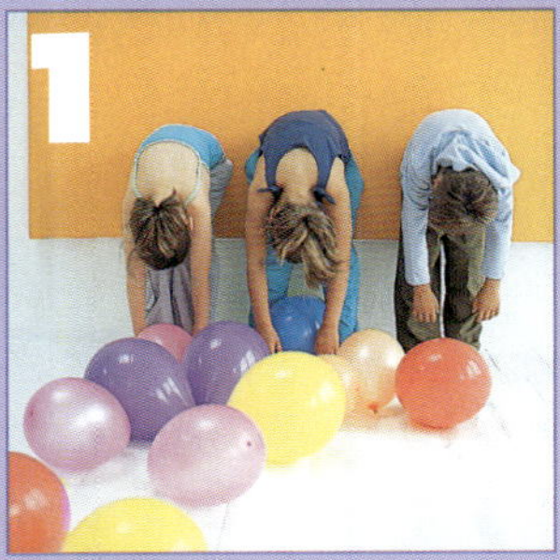

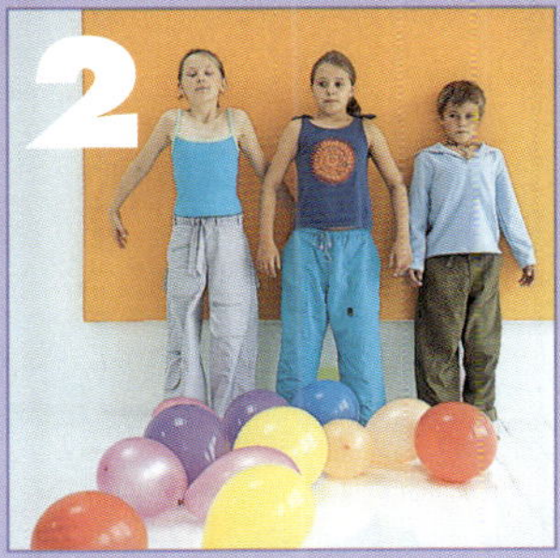

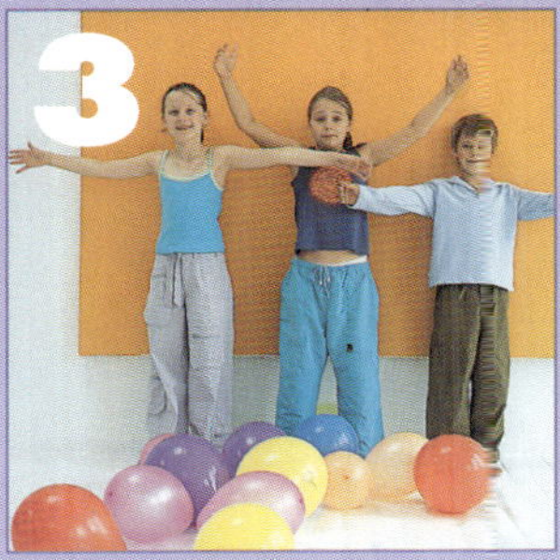

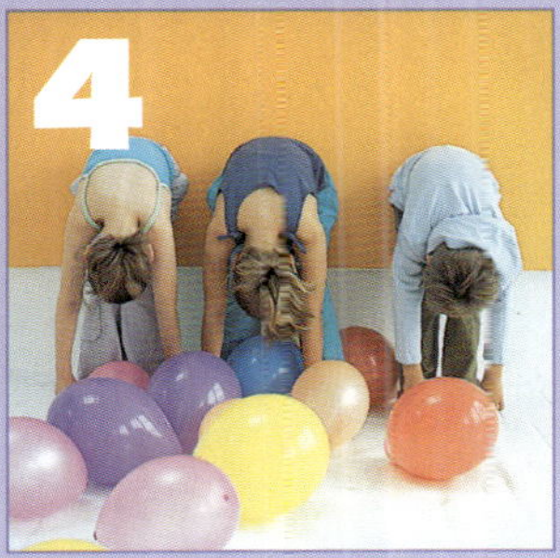

Debout, plié en avant et détendu (voir la Poupée de chiffon, page 36), relaxez votre dos. Imaginez que vous êtes un saule pleureur. Quand l'adulte vient pour vous toucher, remuez comme une branche dans la brise.

Maintenant, gonflez-vous comme un ballon : à l'inspiration, relevez-vous légèrement et arrêtez-vous. À l'inspiration suivante, relevez-vous encore un petit peu. Recommencez jusqu'à ce que vous soyez droit comme un chêne.

Ensuite, étendez les bras latéralement, comme des branches. Si vous le désirez, adoptez une autre posture inspirée de l'Arbre (voir page 29), en croisant vos jambes à hauteur des genoux.

Enfin, éclatez – pop ! – comme un ballon, puis revenez à la position initiale du saule pleureur, et imaginez que vos branches (bras) et branchettes (doigts), trempent dans l'eau.

VARIANTE

Reprenez les phases 1 à 3 ci-dessus, mais cette fois en vous dégonflant un peu plus à chaque expiration et en vous arrêtant. Continuez jusqu'à ressembler à un ballon éclaté. Répétez l'enchaînement complet trois fois de suite.

LA RESPIRATION HA ! HA ! HA !

Les expirations accompagnées de sonorités développent confiance en soi, expression, élocution et renforcent la musculature abdominale, qui participe à la communication. Pour évacuer les tensions, adoptez la Respiration ha !, ha !, ha ! : à chaque expiration accompagnant une posture, associez un "ha !" puissant afin de chasser l'excès d'énergie.

LE SOUFFLE DE L'ABEILLE

Cet exercice, en fait un bourdonnement – "mmmmmm" – est le seul, de type respiratoire, qu'il faut proposer aux petits de moins de 8 ans : leurs poumons se développant encore. Il calme la colère, résorbe l'anxiété et a un effet salutaire sur les cordes vocales.
Assis en tailleur, colonne vertébrale droite comme une flûte ou un roseau poussant au bord d'un fleuve, desserrez les dents mais en gardant la bouche fermée. Avec les index, fermez vos oreilles. Ensuite, expirez en vous accompagnant, lentement et régulièrement, d'un léger "hummmmm". Recommencez trois fois.

EXERCICES RESPIRATOIRES

POUR LES PLUS DE 8 ANS

À 8 ans, la croissance des alvéoles pulmonaires, minuscules sacs évoquant le "plastique à bulles", cesse, mais leur nombre augmente. C'est le moment idéal pour commencer à pratiquer certaines techniques afin d'y habituer les appareils cardiovasculaire et respiratoire (cœur et poumons). Les exercices qui suivent ne doivent jamais être exécutés au prix d'une gêne ou en se forçant ; l'enfant doit y être initié dans un climat de détente, voire de jeu, et dans un espace bien ventilé.

NADI SHODHANA

LE PRANAYAMA DÉCOMPOSÉ, OU LA RESPIRATION ALTERNÉE PAR LES NARINES

Cet exercice, qui canalise le souffle à l'inspiration et à l'expiration, cela alternativement par une narine puis l'autre, est réputé équilibrer les hémisphères cérébraux et induire un calme naturel. Il entretient également la bonne santé de l'épiphyse (voir page 17). Suivez toujours les conseils donnés par un adulte et ne forcez pas votre respiration. Entraînez-vous pour être à l'aise avec cette technique afin de vous ménager une oxygénation régulière et aisée. Mettez en pratique la recommandation suivante : comptez pendant les inspirations et les expirations – apprendre la respiration rythmique favorise la rigueur de pensée.

BIENFAITS :

Les techniques respiratoires élémentaires du pranayama *augmentent la capacité pulmonaire tout en purifiant les* nadis *(voies énergétiques), ce qui améliore l'oxygénation et l'apport d'énergie vitale en raison d'inspirations plus profondes. Chaque expiration étant plus longue, l'air vicié est mieux éliminé. Quant au ralentissement du rythme respiratoire, il apaise l'esprit.*

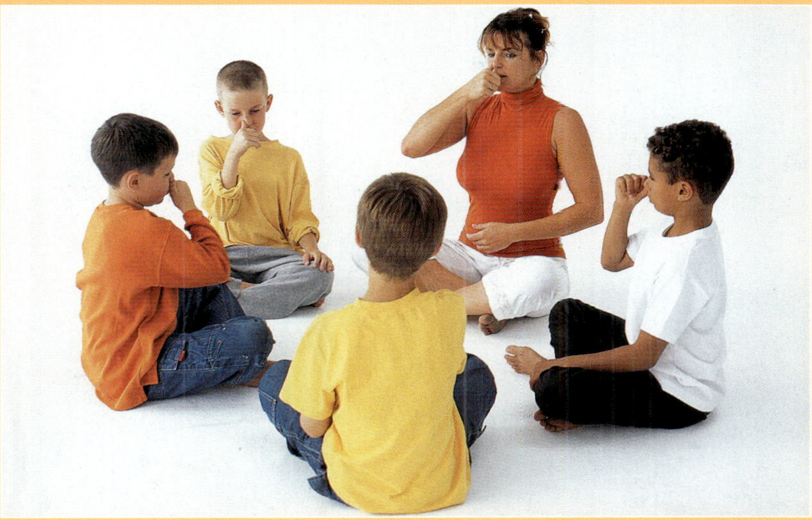

1 Assis en tailleur, dos aussi droit que possible, ischions en contact avec le sol, poitrine dégagée et épaules ramenées en arrière, respirez sans forcer.

2 Posez la main gauche sur le genou correspondant ou, recourbant l'index et le médius pour que leurs extrémités se touchent, faites le geste (*mudra*) traditionnel qui apaise les sens. Servez-vous du pouce droit pour fermer la narine droite, l'annulaire de la même main obturant la narine gauche. La main gauche reste sur votre genou, ou à hauteur de votre nombril (à moins que vous ne soyez gaucher, cas dans lequel votre main droite occupe cette position).

3 Inspirez par les deux narines. Fermez la droite avec le pouce, et expirez par la gauche. Comptez jusqu'à quatre. Inspirez par la narine gauche. Comptez jusqu'à quatre.

4 Fermez la narine gauche, et expirez par la droite en comptant jusqu'à quatre. Puis inspirez par la droite en comptant également jusqu'à quatre.

5 Fermez la narine droite, et expirez par la gauche en comptant jusqu'à quatre. Inspirez par la gauche en comptant aussi jusqu'à quatre.

6 Ouvrez la narine gauche et expirez à fond. Ensuite, répétez cet enchaînement dix fois.

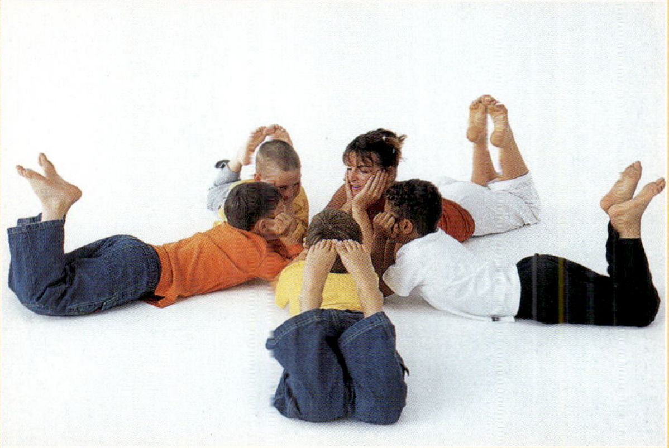

VARIANTE AVEC LES JAMBES

1 Pour vous initier au *pranayama* de manière ludique, allongez-vous visage contre le sol, dans la posture du Crocodile (voir page 73), en appui sur les coudes, les joues reposant dans vos paumes formant une coupe.

2 À l'inspiration, pliez la jambe droite en imaginant que vous inspirez par la narine droite. À l'expiration, ramenez cette jambe au sol en imaginant que vous expirez par la narine droite.

3 À la seconde inspiration, levez la jambe gauche en imaginant que vous inspirez par la narine gauche. À l'expiration, ramenez cette jambe au sol en imaginant que vous expirez par la narine gauche.

4 Reprenez la phase 2, mais en levant les deux jambes en même temps.

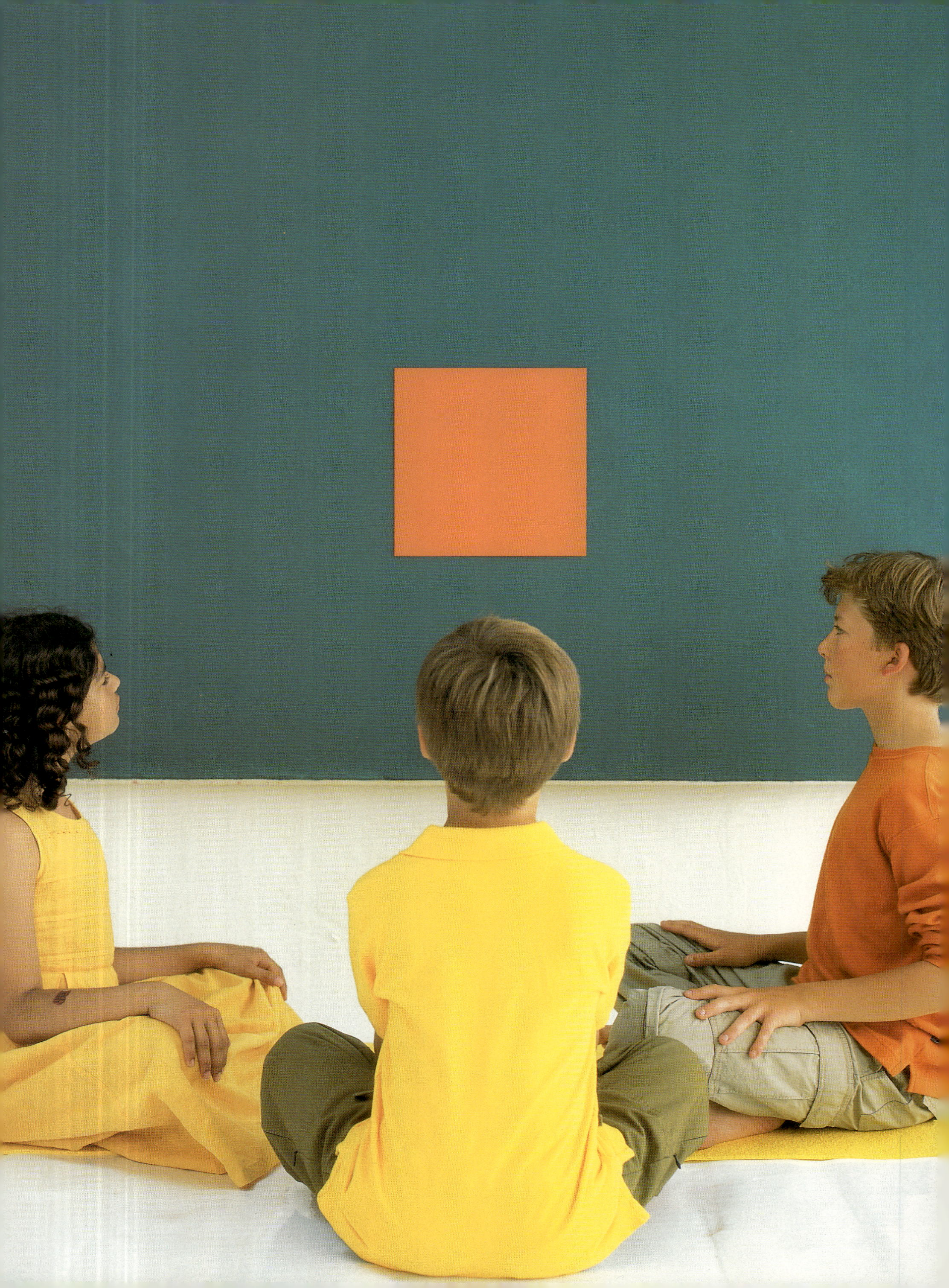

RESPIRER DEVANT UN YANTRA

Un yantra est un motif, souvent géométrique, qui aide à se concentrer durant les exercices respiratoires et les séances de méditation. La présence d'un symbole concret – ici, un carré ou un cercle – favorise la mise en relation avec l'essence invisible du souffle. Cet exercice est propice au calme et au recueillement.

RESPIRER DEVANT UN CARRÉ

Vous pouvez vous livrer à cet exercice en visualisant un carré mais, au début, faites-le en vous servant d'un dessin. D'ordinaire, cette forme permet de suivre le souffle sur ses quatre côtés. C'est une bonne illustration de la manière dont l'esprit et le corps sont liés dans la respiration consciente.

1 Sur une feuille de papier, dessinez un carré de 30 cm de côté, ou découpez-le dans un papier de couleur. Avec de l'adhésif, fixez-le au mur à hauteur d'yeux, ou tenez-le à bout de bras. Asseyez-vous confortablement en tailleur, dos droit, et fixez le carré.

2 Regardez l'angle inférieur gauche, inspirez, puis, des yeux, suivez la ligne montant vers l'angle supérieur gauche.

3 Expirez tout en suivant des yeux et du souffle la ligne allant de l'angle supérieur gauche à l'angle supérieur droit.

4 Inspirez tout en suivant des yeux et du souffle la ligne allant de l'angle supérieur droit à l'angle inférieur droit.

5 Expirez en suivant la ligne allant de l'angle inférieur droit à l'angle inférieur gauche. Recommencez cinq fois.

RESPIRER DEVANT UN CERCLE

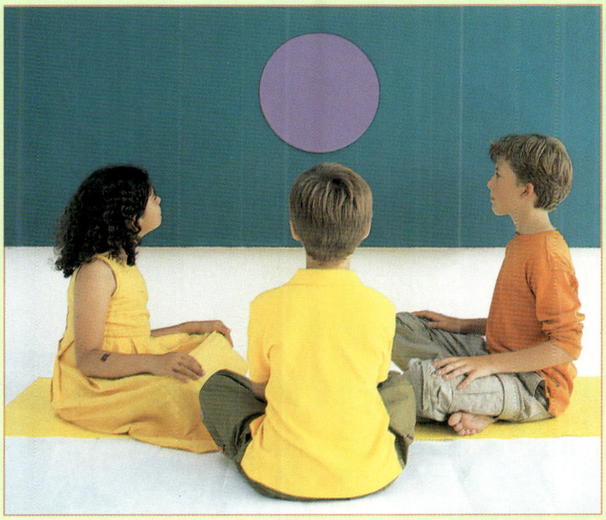

1 De la même manière que dans l'exercice précédent, tracez un cercle d'environ 30 cm de diamètre sur un papier, ou découpez-le dans du papier de couleur. Avec de l'adhésif, fixez-le au mur à hauteur d'yeux pour le voir, étant confortablement assis.

2 Regardez-le fixement. Imaginez un cadran horaire. À 9 heures, inspirez en suivant la courbe dans le sens des aiguilles d'une montre, jusqu'à 3 heures, représentant ainsi une demi-lune.

3 Expirez en décrivant un arc allant de 3 heures à 9 heures. Une respiration complète (inspiration et expiration) couvre le cercle entier. Recommencez cinq fois.

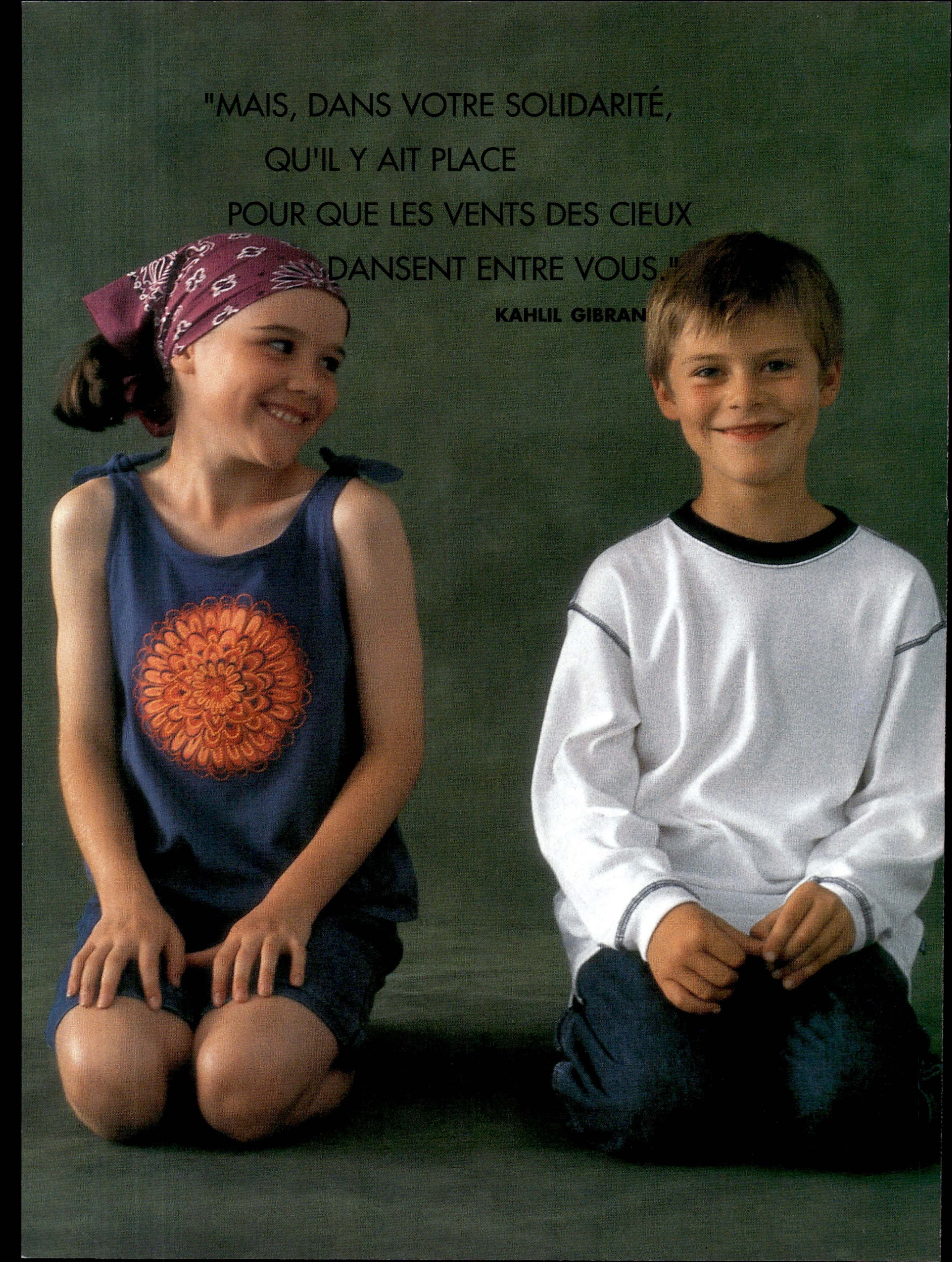
"MAIS, DANS VOTRE SOLIDARITÉ,
QU'IL Y AIT PLACE
POUR QUE LES VENTS DES CIEUX
DANSENT ENTRE VOUS."
KAHLIL GIBRAN

EXERCICES À DEUX & EN GROUPE

Le yoga pratiqué avec autrui développe maîtrise de soi, conscience sociale et perception du schéma corporel. Il enseigne aux enfants la vie relationnelle et comment apprécier la différence. Jeux et postures présentés ici peuvent être adaptés, réinventés et enrichis. Facteurs d'éveil sensoriel, ils développent coordination psychomotrice, sensibilité, attention et pensée créatrice. L'intégration du jeu dirigé décrit pages 12-13 est un bienfait supplémentaire.

LE VENT DANS LES ARBRES

Ici, nous explorons comment l'équilibre, l'ancrage solide de nos pieds et jambes dans la terre, nous aide à rester fermes, sûrs de nous et calmes en toutes circonstances.

1 L'adulte présent répartit les enfants en deux groupes ; l'un incarne une forêt, l'autre le vent. Le premier adopte la posture de l'Arbre (voir page 29), plante solidement ancrée dans le sol, mais veillant à ce que ses voisines aient suffisamment de place pour s'enraciner et grandir librement.

BIENFAITS :

Les jeux tels que celui-ci cultivent équilibre, coordination psychomotrice et maîtrise de soi. Cet exercice vous aidera à garder votre sang froid au milieu de la confusion.

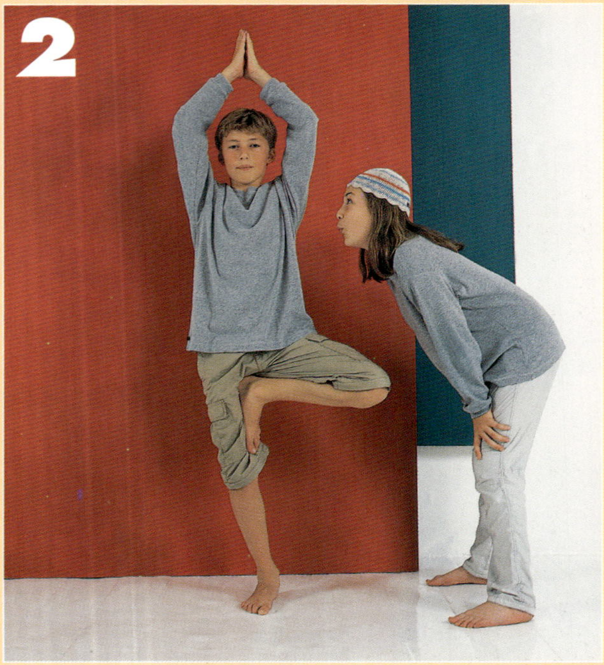

Le groupe incarnant le vent gambade tout autour, soufflant, émettant des "ooooooohhhhhhh" sonores, et s'arrête devant différents arbres. L'adulte lui demande de souffler dessus, mais sans les toucher. Les arbres, eux, doivent rester calmes et concentrés, et leurs visages impassibles comme des statues.

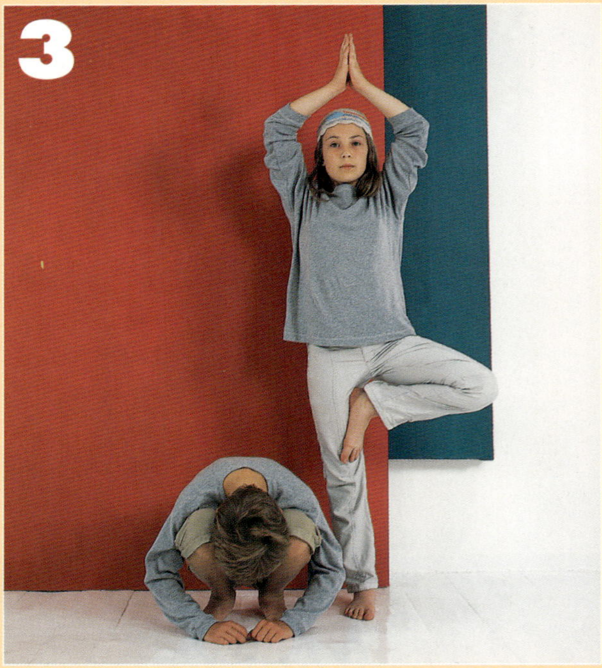

Ensuite, l'adulte dit "inversez les rôles" : les arbres se muent en graines [ramassés sur eux-mêmes, adoptant une variante du Loir (voir pages 80-81)] qui gèlent, tandis que les enfants imitant et mimant le vent deviennent des arbres solides. Alors, les graines germent, puis se transforment en vent qui souffle sur les arbres, et ainsi de suite.

TOURNEZ, TOURNEZ...

Cet exercice développe et améliore remarquablement tant la coordination psychomotrice que la confiance entre partenaires, cela aussi bien chez l'adulte que l'enfant. Ici, le but consiste à effectuer des mouvements synchrones.

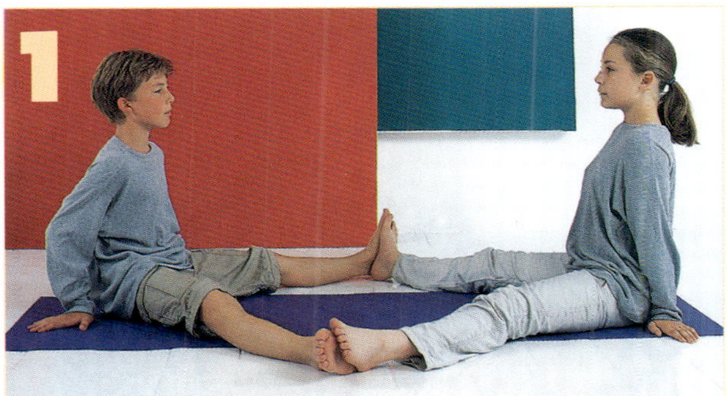

L'adulte présent répartit le groupe en paires. Face à votre partenaire, étendez les jambes en les écartant autant que possible pour que, pieds fléchis et plantes en contact deux à deux, vos quatre membres inférieurs forment un carré. Appliquez vos paumes sur le sol, latéralement, contre vos hanches.

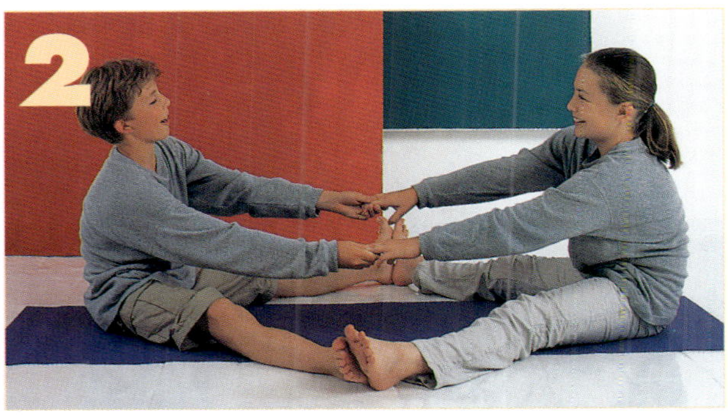

Prenez les mains de votre partenaire puis, tout en gardant les bras tendus, décrivez un cercle, comme si vous mélangiez des rêves dans un énorme récipient. En tournant dans le même sens, le mouvement circulaire sera coordonné.

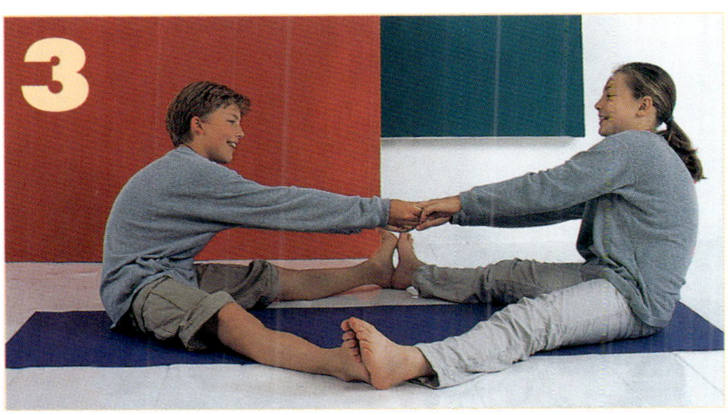

Poursuivez-le – ce qui vous fait pencher à droite et à gauche, ainsi que d'avant en arrière, et inversement – en vous efforçant de lui conserver sa fluidité. Songez au contenu de votre récipient : s'agit-il de porridge ou de salade de fruits ? À vous de décider et de dire à l'adulte quand il/elle doit venir vérifier la qualité de votre préparation.

LE JEU DU TABLEAU NOIR (1ère PARTIE)

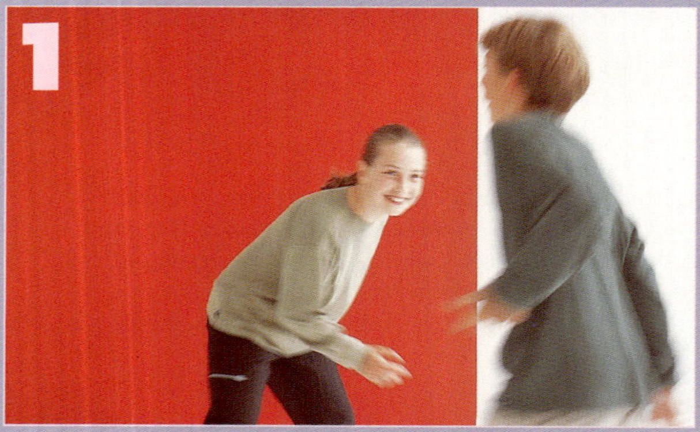

Un adulte répartit les enfants en deux groupes, le A et le B. Optez pour deux postures inspirées d'animaux ou d'une attitude martiale, comme le Cobra et le Guerrier. Rappelez-vous la première lettre de ces mots : C et G. Quand on vous dit "allez-y", courez autour de la pièce et, lorsqu'on vous ordonne "arrêtez-vous", faites-le.

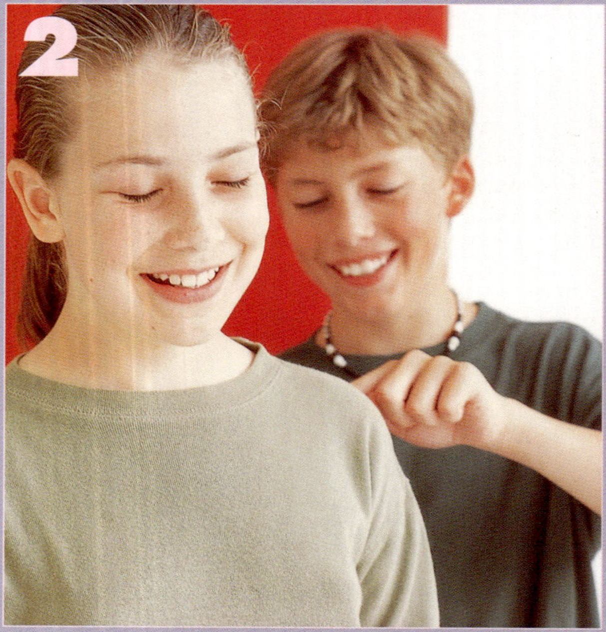

Sur l'ordre "arrêtez-vous", le groupe A s'immobilise en station debout (posture Montagne, voir page 28) et ferme les yeux. Chaque enfant B choisit un partenaire A puis, lentement, écrit la première lettre de la posture – C ou G – sur son dos, l'utilisant comme un tableau noir.

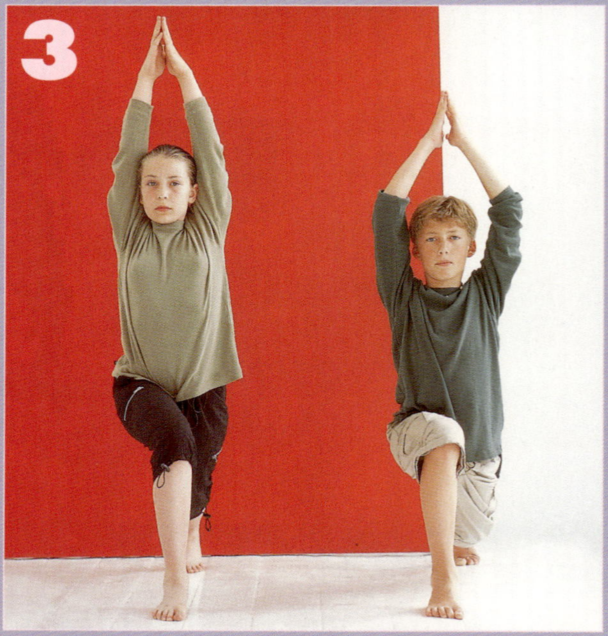

Maintenant, les enfants A prennent la posture indiquée sur leur dos, tandis que les B se figent dans cette même position. Restez ainsi le temps de cinq respirations profondes. Ensuite, préparez-vous au jeu suivant – voir ci-contre, phase 1. Au bout de quelques tours, changez de postures.

LE JEU DU TABLEAU NOIR (2ème PARTIE)

Cette seconde partie du jeu met l'accent sur l'apprentissage de la confiance réciproque, la confiance en soi et la symétrie, par le contact direct, la coordination psychomotrice et la technique du miroir.

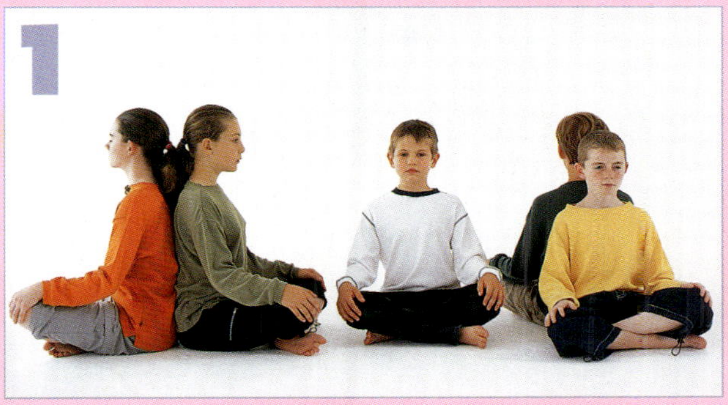

Asseyez-vous en tailleur, dos-à-dos avec votre partenaire, puis tortillez-vous pour effacer la lettre inscrite sur le tableau noir (son dos).

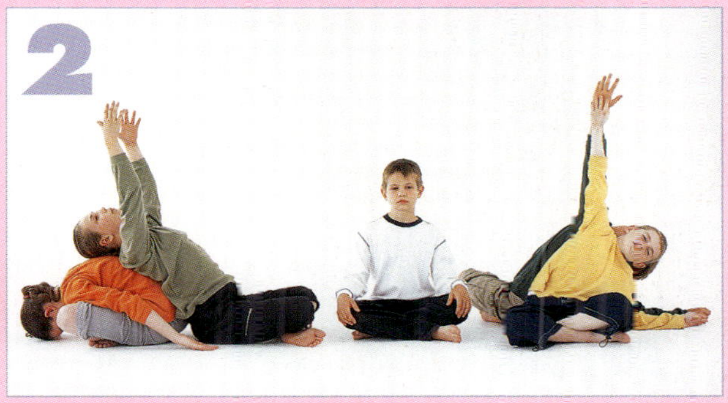

L'un des deux se penche alors en avant, tandis que l'autre fait de même en arrière. Respirez cinq fois et inversez les rôles. Recommencez trois fois. Cet étirement se pratique aussi latéralement.

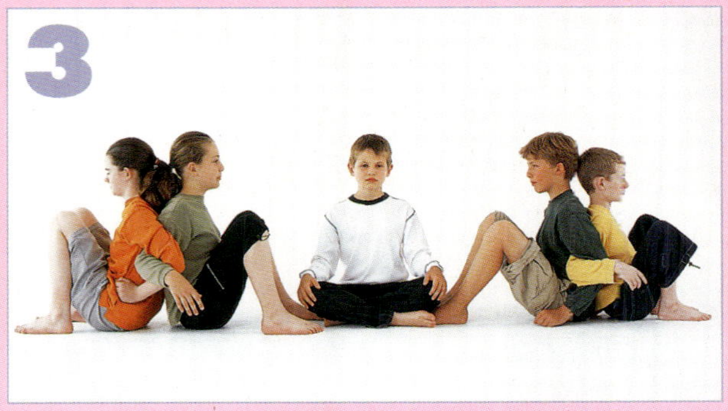

Toujours dos-à-dos, pliez les jambes, pieds à plat sur le sol. Crochez-vous par les bras pour garder l'équilibre. Ensemble, vous allez maintenant essayer de vous mettre debout mais, auparavant, assurez votre prise en vous balançant latéralement et d'avant en arrière pour vous habituer à vous mouvoir de manière synchrone dans cette position.

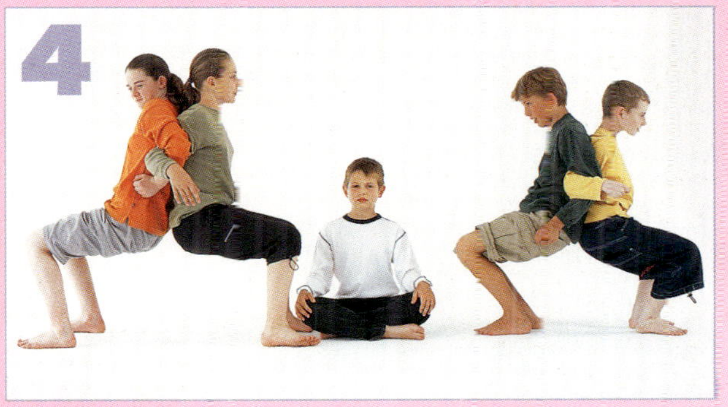

En appui dos-à-dos prononcé (et en vous faisant réciproquement confiance !), ayez pour objectif de vous mettre en station debout. Aidez-vous par un contact étroit de vos zones lombaires et en reculant petit-à-petit les pieds à mesure que vous vous levez. Une fois debout, liberez vos bras et tendez-les à la verticale.

FAIRE LE PONT

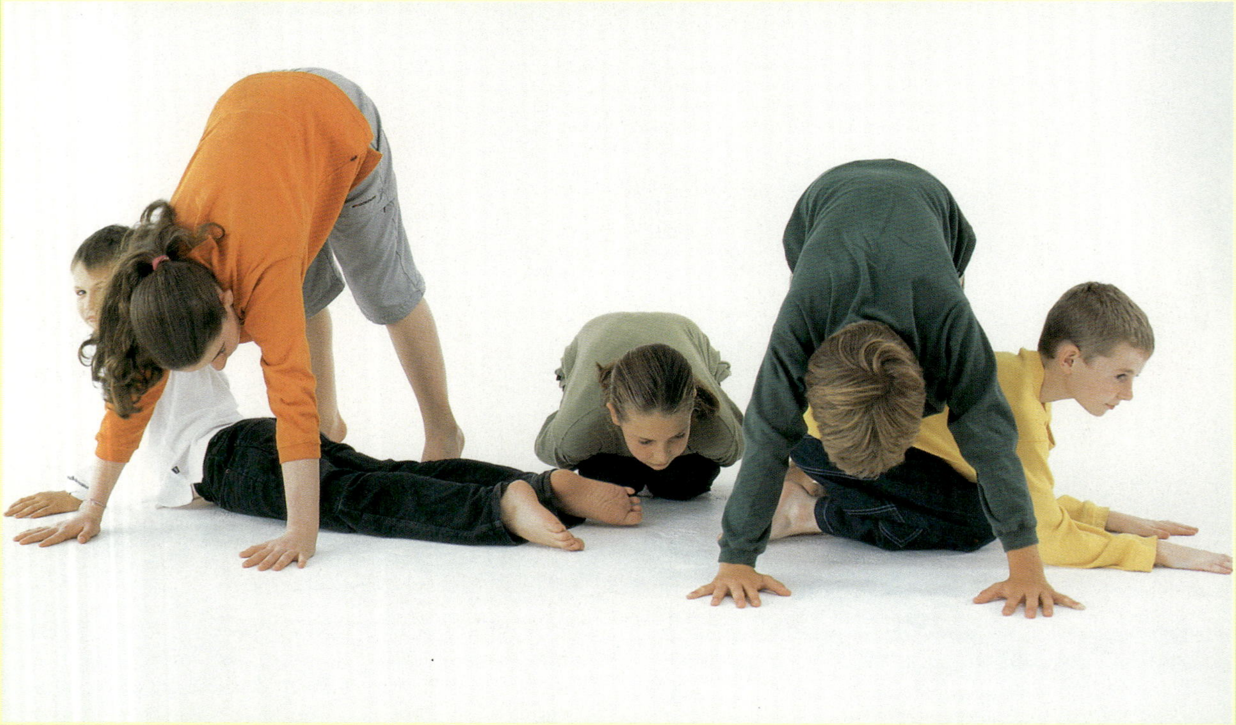

On peut faire appel à toutes sortes d'animaux pour se livrer à ce jeu de la métamorphose mais, pour "faire le pont", adoptez la Prosternation du chien, qui permet aux autres animaux de ramper en dessous. Quant au Crabe, appelé aussi Arcade (voir pages 66-67), il peut aussi servir de "pont", si ce n'est que les enfants ont du mal à rester dans cette posture. Choisissez vos animaux et la manière dont vous pouvez passer de l'un à l'autre (métamorphose) en vous reportant au chapitre 3, consacré à ceux évoluant dans les différents milieux naturels – l'air, l'eau et la terre.

1 Un adulte forme plusieurs groupes d'enfants : chiens (Prosternation du chien, p.80), rongeurs (Loir, pages 80-81) et resptiles (Cobra, pages 54-55). À l'appel de ces animaux, chaque enfant prend la posture qui lui a été attribuée.

2 Quand l'ordre "allez-y" est donné, rongeurs et reptiles passent sous les chiens. Les premiers poussent leurs cris "iiiiii ! iiiii !", et les seconds "ssssss ! sssss !". Les enfants peuvent poursuivre ce jeu en changeant les postures.

1, 2, 3, SOLEIL !

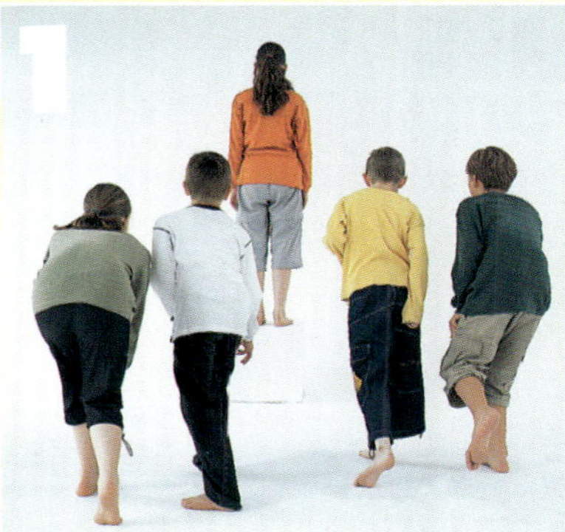

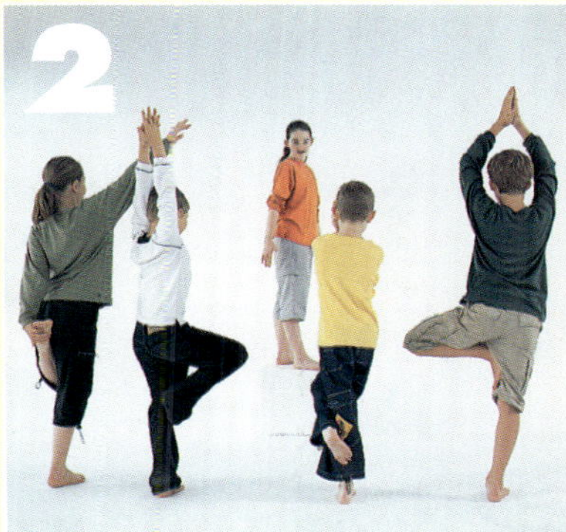

Dans ce jeu bien connu, les enfants peuvent adopter les postures du yoga : quand celui qui regarde le mur se retourne, les autres, qui essaient de se rapprocher de lui sans être vus, se figent en prenant une posture. Quiconque remue est éliminé. Variante : celui qui regarde le mur désigne une posture que tous les autres doivent prendre rapidement.

ARRÊT SUR IMAGE

Chez l'enfant, le yoga ludique développe la connaissance de soi, de même qu'il discipline et coordonne le couple corps-esprit. Maints jeux classiques, tels ceux présentés ici, peuvent intégrer des postures pour "relever" le défi.

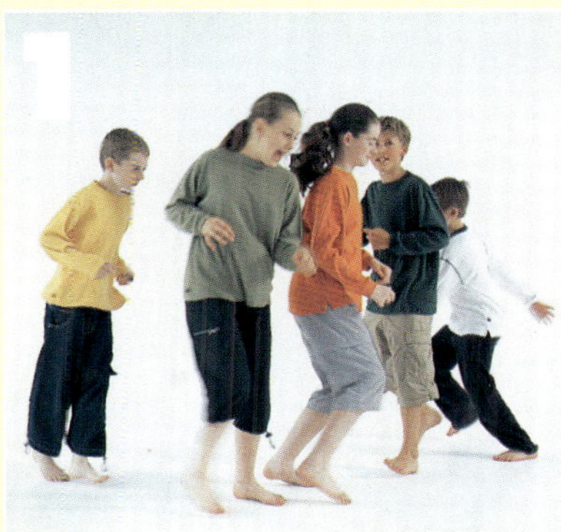

Voici un autre jeu intégrant le yoga : passez de la musique en laissant les enfants danser autour de la pièce. Arrêtez la musique et désignez une posture qu'ils doivent prendre immédiatement.

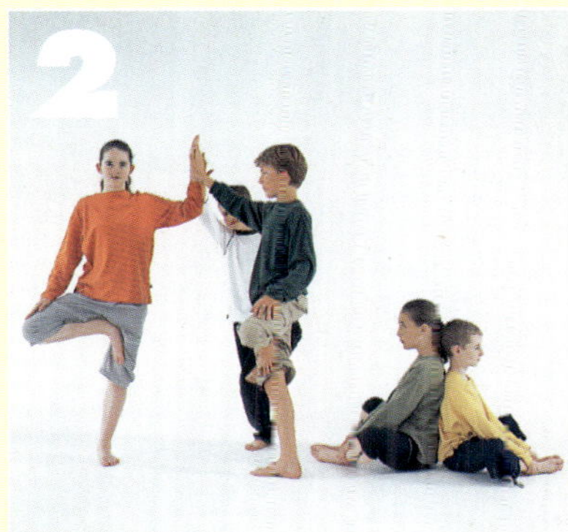

Les enfants peuvent se grouper pour créer un tableau-posture. Exemples : deux Guerriers en contact, Arbres dont les branches se touchent, inclinaisons avant, dos se touchant, et Papillons assis dos-à-dos.

CONCLURE UNE SÉANCE

La fin d'un cours de yoga peut être marquée par des activités particulières, comme la lecture de poésies, la visualisation ou une séance de "partage". À cette occasion, vous pouvez également vous initier au kirtan, pratique consistant à entonner un chant simple, en commençant par vous-même pour que les enfants le reprennent. L'idéal voudrait qu'il fasse appel à des langues différentes, ce qui lui conférerait une valeur inestimable, car il permettrait de puiser dans le subconscient et de provoquer des réactions plus spontanées. Par ailleurs, jouer d'instruments à percussion est bienvenu.

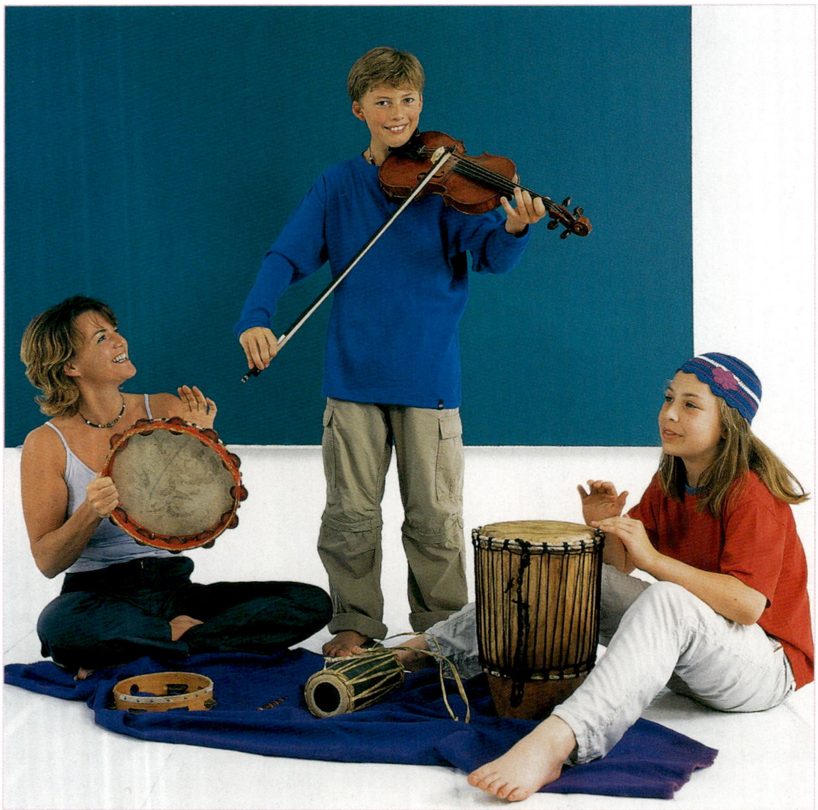

"Écoutez les enfants ; ils sont doués de sagesse. Donnez-leur un langage pour qu'ils s'expriment."

CHRIS WADE

RESPIRER EN CERCLE

S'asseoir ensemble, et en cercle, est la meilleure manière de clore une séance de yoga. Cela incite au partage et inspire un sentiment d'unité tout en cultivant imagination et sérénité. La disposition du groupe crée un motif géométrique analogue à celui adopté (pages 110-111) pour la Respiration alternée par les narines.

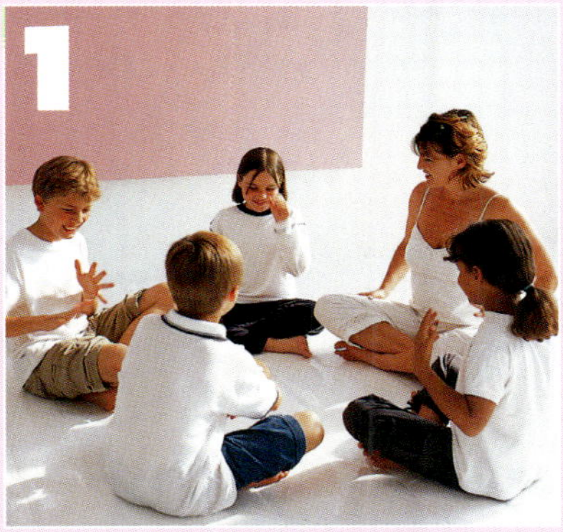

Assis en cercle, paumes gauches tournées vers le haut et paumes droites tournées vers le bas, prenez-vous les mains pour former une chaîne.

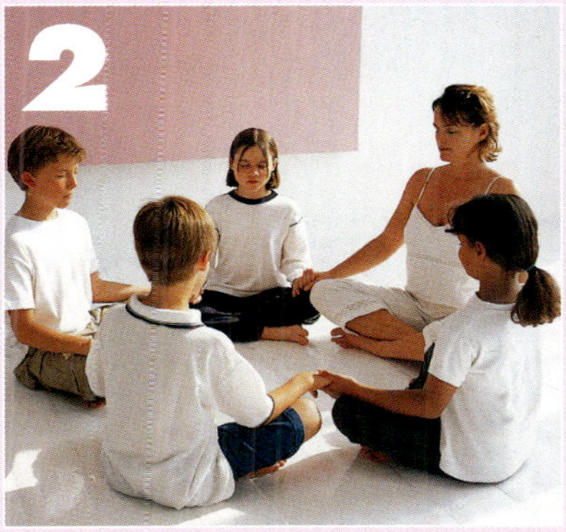

Fermez les yeux, respirez calmement, tout en imaginant que vous inspirez par la main gauche et que vous expirez par la droite.

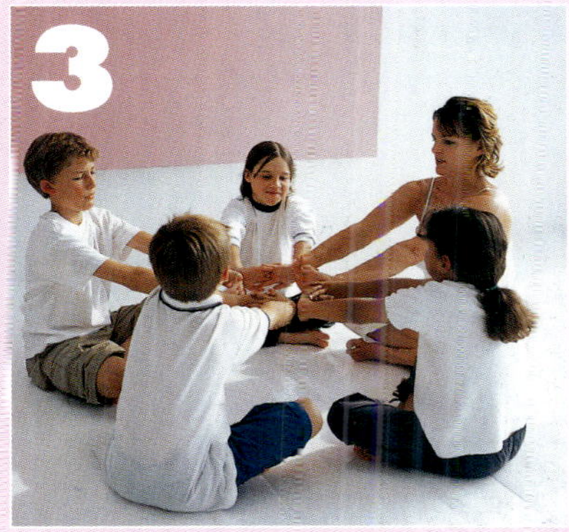

Maintenant, ouvrez les yeux, tendez les bras vers le milieu du cercle et saisissez les mains des autres membres du groupe, muscles des épaules relâchés.

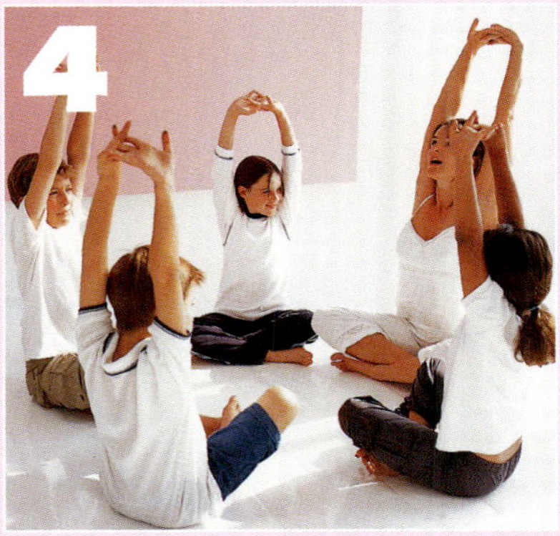

Inspirez et tendez les bras vers le haut, doigts entrelacés et paumes dirigées vers le plafond.

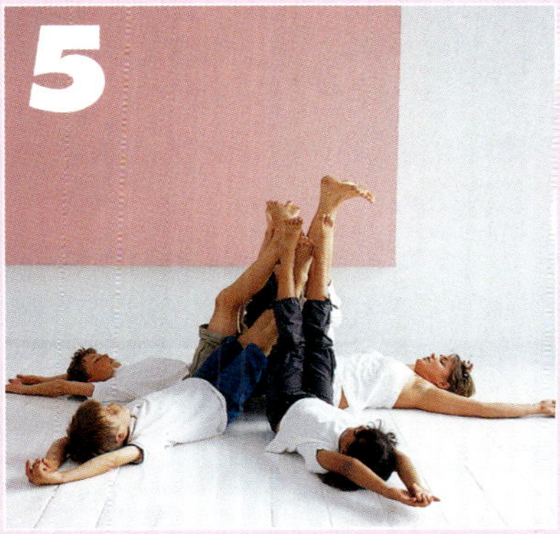

Ensuite, détendez-vous à plat dos et réalisez une sculpture en entrelaçant vos jambes.

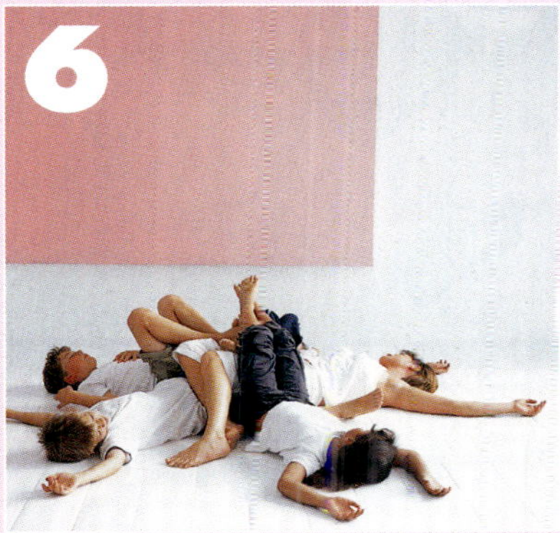

Imaginez que le vent souffle sur la sculpture, alors renversez-vous en arrière. Dormez...

GLOSSAIRE

Ahimsa non-violence

Antar mouna silence intérieur

Asana posture statique, équilibre, aplomb corporel

Ashram foyer de retraite spirituelle

Dharana concentration

Eka-grata concentration exclusive avec participation du corps, de l'esprit et de l'imagerie

Gourou maître spirituel ; porteur de lumière

Guna type énergétique ; l'univers en comprend trois : rajas, sattva, tamas

Karma loi universelle de la cause et de l'effet ; actes favorables ou contraires à la béatitude ; yoga de l'altruisme inconditionnel

Kirtan chant optimiste simple exécuté en chœur

Mandala motif mystique circulaire destiné à la concentration des énergies cosmique et psychique

Mantra syllabe sanskrite ; sonorité ou expression sacrée destinée à concentrer l'énergie

Metta terme bouddhiste désignant la bienveillance affectueuse

Mudra geste visant à concentrer l'énergie, d'ordinaire exécuté avec les mains

Nadi voie énergétique du corps subtil

Nadi shodana respiration alternée par les narines

Namaste position de prière universelle ; mudra de la main

Om syllabe mystique désignant la source de toutes choses ; analogue au "Amen" chrétien

Parcours guidé conversation à thème imaginaire favorisant la paix intérieure

Prana énergie vitale

Pranayama 4ème branche du yoga ; science de la respiration

Rajas dynamisme, passion, affectivité ; un des trois gunas

Sattva équilibre, santé, pureté, vigueur ; un des trois gunas

Shambhavi mudra concentration du regard entre les sourcils stimulant l'intuition et la perception

Shiva dieu masculin du panthéon hindou

Tamas inertie, léthargie, mollesse ; un des rois gunas

Vipassana retraite silencieuse ou méditation "les yeux ouverts"

Visualisation création et contemplation conscientes d'images mentales

Yantra support symbolique et géométrique facilitant la contemplation

Yoga nidra yoga "hypnotique" (sommeil du yogi), ou relaxation profonde

Chez le même éditeur,

Hatha Yoga, science de santé physique et mentale, Clara Truchot.

Le Yoga, une aide précieuse pour votre santé, Clara Truchot.

La Respiration, l'art de vibrer à l'unisson de tout, Roger Clerc.

Gi Gong pour les enfants, Dominique Ferraro.

Yoga pour bébés, F. B. Freedman.

Yoga pour tous, Bharat Thakur.

Les Mudras, le Yoga au bout des doigts, Gertrud Hirschi.

Mudras de bien-être, Gertrud Hirschi.

Mandalas pour les enfants, C. Holitzka.

Mandala, voyage vers le centre, Bailey Cunningham.

INDEX

Les principaux renvois aux postures figurent en italiques

REMERCIEMENTS

Je remercie l'école de yoga Bihar, à Mungar, et Swami Satyananda Paramahansa pour *Yoga Education for Children* ; Clare Park pour les photographies ; Panni Barthi pour le maquillage créé sur les visages ; Maria, de Yogahome ; Robin Catto, de Triyoga ; ainsi que les enfants ayant participé à la réalisation du livre en se prêtant à son illustration : Amber Devetta, Ben Holmes, Charlotte Manguel, Daniel Holmes, Dominic Sedgwick, Ganga, Hannah Porter, Isabella MacKenzie, Jemima Williams, Kailash, Kieran Leahy, Oliver Monguel, Pascal Sedgwick, Phoebe Davey, Sinead Leahy, Tatania Dyer, William Bishop, Panni et Mooe pour leurs conseils.

Tapis de yoga fournis par Yoga-Mad.

Les bijoux présentés ont été réalisés par Dominic et Pascal Sedgwick.